「下の総入れ歯がはずれて困る、痛くてかめない」の悩みが解消！

動かない入れ歯
＝下顎インプラント・オーバーデンチャー

山根進
歯学博士

はじめに

80歳で20本以上自分の歯が残っていれば、食生活はほぼ満足できます。

そこで、80歳になるまで少なくとも20本は自分の歯を守ろうというキャンペーン「８０２０運動」を、１９８９年より日本歯科医師会と厚生省（当時）が展開しています。

２０１６年時点では、８０２０を達成した人の割合は51・２％で、半数を超えています。今後、さらなる超高齢社会に向け、８０２０運動を推進していく必要があるでしょう。

自分の歯を守るためには、食後や寝る前の歯磨き（口腔清掃）を行い、口の中を清潔にして歯周病などを予防するとともに、口腔環境を悪化させる要因となる糖尿病の予防および治療など、全身の健康状態を保つことが大切です。

自分の歯が全部なくなってしまうと、ものがかめなくなり、食事が満足にとれずに全身が衰えていきます。

そのような状況を解決するものとして、昔から総入れ歯がありますが、付け心地に満足している人は少ないのが実情です。

よりよい治療法をということでインプラント（人工歯根）を埋め込むインプラント治療が開発され、総入れ歯の代わりに、全顎《ぜんがく》インプラントブリッジとインプラント・オーバーデンチャーという選択肢が登場しました。

全顎インプラントブリッジはすべての歯をインプラントで治療します。

インプラント・オーバーデンチャーは、インプラントと入れ歯を組み合わせたような治療法で、下あごの歯がない人に適し、全顎インプラントブリッジよりも費用が手頃でありながら「動かない」「はずれない」「痛くない」というインプラント治療のメリットが十分に得られます。

本書では、この下顎インプラント・オーバーデンチャーについて詳しく説明したいと思います。

現在、歯科においても技術革新が急速に進むと同時に、前述の８０２０運動の効果もあって日本人の口腔ケアに対する意識は向上し、歯の寿命はのびています。

しかし、一方で次々と歯を失い、日常生活に困っている人もまた多くいます。

下顎インプラント・オーバーデンチャーは、そのような方々に多くの恩恵をもたらします。

本書が「食べる楽しみ」や「人と話すよろこび」を取り戻す希望につながるとしたら、著者としてこんなにうれしいことはありません。

歯学博士　山根　進

2018年12月

「下の総入れ歯がはずれて困る、痛くてかめない」の悩みが解消！　目次

はじめに　3

第1章　「痛くてかめない、はずれて困る」と、下あごの入れ歯で悩む人は多い

総入れ歯の悩みは、痛い、動く、はずれる、話しにくい、ということ　16
入れ歯をつくって入れても、次第に合わなくなり、何度もつくり直す人は多い　18
合わない入れ歯を使っていると、あごが痩せてきて、咀嚼自体が困難になる　20
口の中の環境がよければ、入れ歯がぴったり合う人もいるが、極めて少ない　22
「食べる楽しみ」や「人と話すよろこび」を失っている人が多いことは歯科医として残念　25

第2章　インプラントのメリットは多いが、負担が大きいのも事実

総入れ歯が合わない人が歯科医師に勧められるインプラント　28
歯のインプラント治療とは　29
自分の歯のように、しっかりかめることが、インプラントの最大の特徴　35
インプラント治療の流れ　36
診察や検査のポイント　38
インプラント治療のメンテナンス　44
総入れ歯からインプラントにするには、身体的にも経済的にも負担が大きい　45

第3章　負担が少ないインプラント・オーバーデンチャーという選択肢

総入れ歯でも全顎インプラントブリッジでもない、
第三の選択肢がインプラント・オーバーデンチャー　50
□総入れ歯と全顎インプラントブリッジの中間的存在
□長持ちすることもメリット

インプラント・オーバーデンチャーは、動かず、はずれない総入れ歯　55
□インプラントが柱になる
□かみ心地は大きく改善
全顎インプラントブリッジと比べると、身体的にも経済的にも負担が少ない　59
□インプラントの本数が少なくてすみ、身体的負担が軽い
□インプラントの本数が少なければ経済的負担も軽い
□全顎インプラントブリッジの費用の例
□インプラント・オーバーデンチャーの費用の例
インプラント・オーバーデンチャーは、海外では保険診療の場合も　64
□保険診療で受けられるオランダは利用率が高い
□日本のインプラント・オーバーデンチャー利用率は10カ国中6位
私がインプラント治療を始めたのは1970年代　66
□インプラント治療の先駆者だった父の影響でこの道へ
□父の歯科医院を継いでからも研究を続け、論文を発表

インプラント治療に長年取り組んできた私が、
インプラント・オーバーデンチャーを勧める理由　69
□歯のない人の第一選択はインプラント・オーバーデンチャー
□下あごの歯槽骨が長持ちし、同じオーバーデンチャーを長く使える
□手入れ（清掃）がしやすい
□全顎インプラントブリッジとインプラント・オーバーデンチャーの互換性
□インプラント・オーバーデンチャーのデメリットとは
□口腔環境を改善して人生を豊かに

下あごのインプラント・オーバーデンチャーの治療の流れ　74
(1)診察と検査
□治療に向けた検査
□診断用顎堤模型の作成
□治療計画の立案
(2)インフォームドコンセント
□一般的な説明事項
(3)インプラント埋め込み手術

□手術当日の流れ
□インプラント手術後の注意点
(4)使用中の総入れ歯をオーバーデンチャーに利用
(5)正式なインプラント・オーバーデンチャーの作製と装着
□インプラント・オーバーデンチャーの仕組み
(6)メンテナンス
□患者さん自身が行う毎日の清掃
インプラント・オーバーデンチャーができない人とは 106

第4章 インプラント・オーバーデンチャーで食べる楽しみを取り戻した人々

Case 1
食事のとき下あごの総入れ歯がはずれて困っていたが、
インプラント・オーバーデンチャーでしっかりかめるようになった 112

Case 2
多くの歯科医院で総入れ歯をつくったが、どれも痛くてかめない状態。
インプラント・オーバーデンチャーで入れ歯を固定し、かめるようになった 116

Case 3
かむと下あごの奥歯のところが痛かったが、
インプラント・オーバーデンチャーで快適に食事を楽しめるようになった 121

Case 4
総入れ歯が動いて思うように食事ができなかったが、
金属床のインプラント・オーバーデンチャーで安定したかみ心地を獲得 125

Case 5
天然歯列と入れ歯のズレ、摩耗で痛みを感じていたが、
インプラント・オーバーデンチャーで悩みが解決 130

Case 6
下あごの歯をすべて失ってしまったが、インプラント・オーバーデンチャーで
１００歳を超えても、なんでも食べられる歯に 135

インプラント・オーバーデンチャー長期使用のトラブルについて　140
トラブルへの対処　143

第5章　インプラント・オーバーデンチャーのメンテナンスと維持力

インプラント周囲粘膜炎・インプラント周囲炎とは　146
□インプラント周囲組織に引き起こされる炎症状態の総称
□インプラント周囲粘膜炎とインプラント周囲炎の症状および所見
□インプラント周囲粘膜炎からインプラント周囲炎への進み方
プラークを徹底的に取り除いて治療する　150
インプラント周囲炎にならないためのメンテナンス法　152
□毎日のブラッシングが基本
□気づかないうちにプラークはたまっている
□歯科衛生士による清掃でプラークを最小限に
□かめているか、部品の不具合はないか

インプラント・オーバーデンチャーの維持力の模型実験　159
□アタッチメントシステムの維持力はボールが一番強い
□アタッチメントは何個取り付けるのがよいのか
□バーの場合はクリップの長さにより維持力低下をおさえられる
□オーバーデンチャーの設計は患者さん個々に合わせて考えることが大切

おわりに　172

参考文献　175

第1章

「痛くてかめない、はずれて困る」と、下あごの入れ歯で悩む人は多い

総入れ歯の悩みは、痛い、動く、はずれる、話しにくい、ということ

人生の最後まで自分の歯で食事ができれば理想ですが、現実はなかなかそうもいきません。そこで、人類は歯を失った部分に義歯、つまり入れ歯をつくって入れるという方法を編み出しました。

上あごや下あごの歯が全部なくなってしまった場合、食事ができないので、歯科医院へ来られます。

高額なインプラント治療もありますが、日常の診療で患者さんと治療法について話し合うと、大半の方は公的医療保険でつくれる総入れ歯を選ばれます。

公的医療保険でつくれるのは、人工の歯ぐきがレジンという歯科用プラスチックでできた「レジン床総入れ歯」と呼ばれるものです（**図1**）。

ただ、総入れ歯の満足度は一般的に低いのが現実です。

不満として最も多いのは、ものをかむときに痛いという訴えです。なぜかんだ

ときに痛いかというと、かむ動作で総入れ歯が動いてしまうからです。不安定な総入れ歯ははずれやすく、痛みの影響もあって食事がうまくできません。

また、食事だけでなく、言葉の発音が不明瞭になり、人前で話すことが苦痛になることもあります。

図1　公的医療保険でつくれる「レジン床総入れ歯」

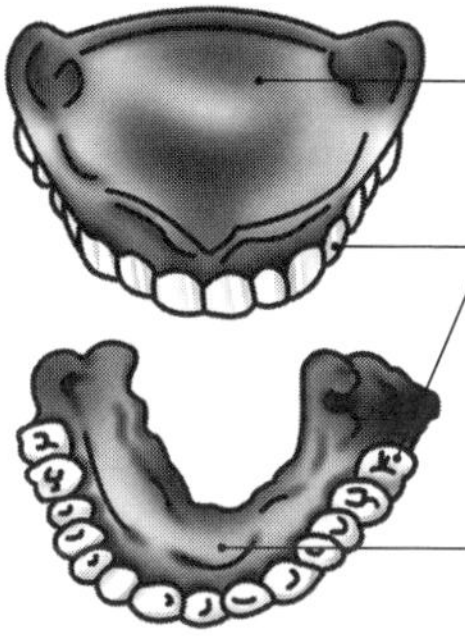

患者さんが望むのは、「動かない・はずれない総入れ歯」です。

「動かない・はずれない総入れ歯」をつくることは決して不可能ではありませんが、総入れ歯をかぶせる歯ぐきの状態など、口の中の環境（口腔内環境）が良好であることが条件です。

しかし、多くの患者さんは、歯を失ったことによって歯ぐきも痩せてしまっているため、総入れ歯が安定せず、痛い、動く、はずれる、話しにくいということになるのです。

入れ歯をつくって入れても、次第に合わなくなり、何度もつくり直す人は多い

つくったことのある方はご存知だと思いますが、総入れ歯は何度か通院しながら丁寧につくっていきます。

最初に患者さんの悩みや希望をうかがい、レントゲン検査で歯を支えていた歯槽骨の状態を調べるなどして、治療方針を決めてから本格的な総入れ歯づくりに取り掛かります。

歯が失われて歯ぐきだけになった部分を「歯土手」（または「顎堤」）といいますが、まず、この歯土手の型を取ります。

次に、その型をもとに模型をつくり、ものを食べたり、話したり、唾を飲み込んだりするときの筋肉や舌の動きを確認しながら形を整え、かみ合わせも調整して、さらに細かい修正を重ねていきます。

どれくらいのペースで通院されるかにもよりますが、治療期間は1カ月から2カ月、通院回数は4〜5回程度が目安です。

総入れ歯が出来上がったあとも、歯土手になじむように何度か調整のために通院していただくのが普通です。

総入れ歯が合うかどうかは、実際に生活してみないとわかりません。不具合があればその箇所を直し、ものを食べたり飲んだり、話したりするのに支障がないように調整していきます。

それでいったんOKということになっても、1〜2カ月もすると合わなくなってくる患者さんが少なくありません。

なぜなら、歯が失われると、歯を支えていた歯槽骨というあごの骨が少しずつ溶けて小さくなり、それに伴い歯土手の幅も狭くなっていくからです。つまり、歯ぐきが痩せていくのです。

歯土手が狭いほど総入れ歯は安定せず、動いたりはずれたりするようになるため再び調整をしますが、結局、公的健康保険でのつくり直しが可能になる半年後に新しいものをつくる患者さんがとても多いのです。

その繰り返しで、何度も総入れ歯をつくり直す患者さんがかなりいます。なかには、総入れ歯が合わなくなってくると別の歯科医院を受診し、毎回異なる歯科医院でつくる方もいるようです。

合わない入れ歯を使っていると、あごが痩せてきて、咀嚼自体が困難になる

骨は常に新陳代謝を繰り返しています。古い骨が溶け、新しい骨がつくられるのです。

古い骨が溶けることを医学用語で「骨の吸収」といいますが、歯を失ってから時間がたつほど、歯を支えていた歯槽骨の吸収が進み、やがて全部吸収されて、歯槽骨の下にある基底骨だけになってしまいます。

歯槽骨の吸収が進むと歯土手が痩せて盛り上がりが失われ、さらに進行すればあご自体が痩せてしまいます（**図2**）。

そうなると、ものをかむこと（咀嚼《そしゃく》）が満足にできなくなっていきます。咀嚼が困難になれば、かめる食品が限られていき、食べる楽しみが失われるばかりでなく、必要な栄養もとれなくなります。

最近は、口腔機能の低下がやがて全身の虚弱を招き、要介護にもつながっていく「オーラルフレイル（口腔機能の虚弱）」が危険視されています。

オーラルフレイルの発端は歯や口のささいなトラブルで、その中に〝かめない食品の増加〟も含まれます。かめない食品が増えると栄養が偏り、低栄養や筋肉量の減少など、全身の健康にも悪影響が及んでしまうのです。

図2　歯を失った歯ぐきは痩せていく

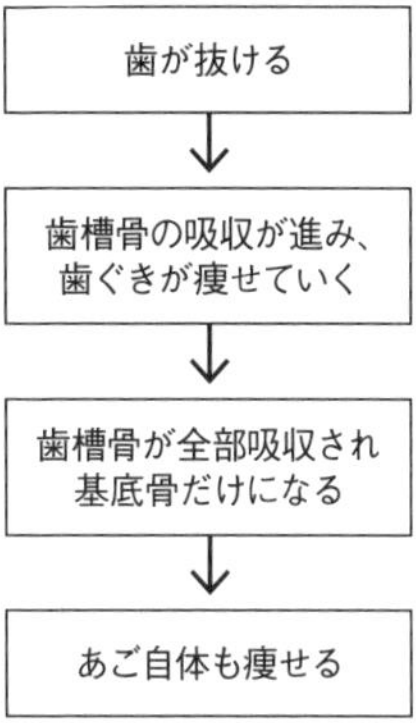
歯が抜ける
歯槽骨の吸収が進み、歯ぐきが痩せていく
歯槽骨が全部吸収され基底骨だけになる
あご自体も痩せる

オーラルフレイルは、加齢に伴い誰にでも起こる可能性がありますが、適切な対応をすることによって予防できます。万が一、すでにオーラルフレイルの状態にあっても回復が可能です。

総入れ歯に不具合があれば調整するな

ど、さまざまな食品をしっかりかんで食べられる状態にすることは、健康維持という意味でも重要なのです。

口の中の環境がよければ、入れ歯がぴったり合う人もいるが、極めて少ない

口の中の環境は、総入れ歯の満足度に大きく影響します。

図3[a]は歯土手が十分に残っている患者さん、**図3**[b]は左側の奥歯部分（臼歯《きゅうし》部）の歯槽骨の吸収がかなり進み、歯土手も痩せた患者さんの写真です。それぞれ80代、60代の方です。歯槽骨の吸収や歯土手の痩せは、年齢よりも、歯が失われてからの期間や体質による個人差に左右されます。

図3[b]の患者さんの左側の奥歯部分は、歯土手が失われて斜めになっており、前歯部分の歯土手は幅が狭く、本来ならもっと下の方にある可動粘膜が歯土手の上までのびています。

右側の奥歯部分は歯土手の盛り上がりが十分に残っているものの、「かむたび

図3

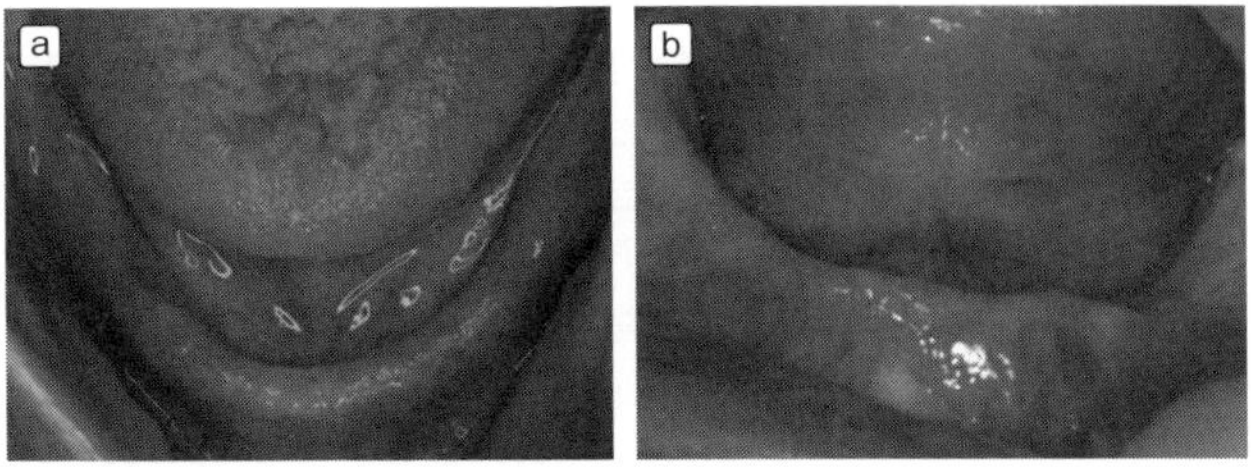

a　80代女性の下あごの歯土手。歯槽骨の吸収はわずかで、歯土手の状態は前歯部分、奥歯部分とも良好。
b　60代男性の下あごの歯土手。左側の奥歯部分の歯槽骨の吸収が強く、歯土手がなくなって斜めになっている。前歯部分の歯土手の幅は狭く、可動粘膜が歯土手の上までのびている。

に総入れ歯が動いて食事がうまくできない」という状況を大きく改善することはできません。このような方の場合、動かない・はずれない総入れ歯をつくることはたいへん難しいのです。

一方、**図3**aの患者さんは、歯槽骨の吸収はわずかで、左右の奥歯部分、前歯部分とも歯土手の盛り上がりがしっかり残っているなど、口の中の環境が良好に保たれています。そのため総入れ歯が安定しやすく、したがって満足度は高くなります。

ぴったり合いさえすれば、総入れ歯もよいものです。

総入れ歯は手軽で扱いやすく、何よりも家計にやさしいことが最大のメリットです。公的医療保険を利用してつくれるレジン床総入れ歯なら、上下でつくっても患者さんの負担は2割負担で2万円、3割負担で3万円程度ですみます。

手入れもしやすく、清掃は毎食後・就寝前にブラッシングで汚れを落とし、入れ歯洗浄剤を併用すれば十分です。

また、入れ歯安定剤は各種市販されており、とくに上の総入れ歯の安定には有効です。入れ歯がなじまないという人には粉末タイプ、小さな食べ物がはさまって痛むという人にはクリームタイプ、総入れ歯が安定せず、はずれやすいという人にはクッションタイプなど、自分に合ったものを選ぶことができます。

歯土手の状態が変化して合わなくなったときには、前述したように半年たてば公的医療保険で何度でもつくり直せます。

しかし、総入れ歯がぴったり合う人はごく少数派です。

多少合わなくても、歯科医院での調整と入れ歯安定剤で支障なく食事や会話ができていれば問題ありませんが、多くの人は総入れ歯で悩んでいます。

それでも、上あごの総入れ歯はなんとかなります。広い床があるため、固定しやすいです。公的医療保険の保険外併用療養費を利用すれば、上顎無歯顎の金属床総義歯を安い費用で作製することができます。口蓋の部分が金属床(厚みが1・5㎜から0・3㎜)になりうすくすることができるので、付け心地が向上します。

一方、下の総入れ歯はそれも難しく、私たち歯科医も頭を悩ませているのが実情です。

「食べる楽しみ」や「人と話すよろこび」を失っている人が多いことは歯科医として残念

満足度の高い入れ歯をつくるために素材の工夫などさまざまな努力が重ねられてきました。しかし、とくに総入れ歯の場合、痛い、動く、はずれる、話しにくいといったトラブルが起こりがちです。

食事は、単なる栄養の摂取にとどまらず、食べ物の食感や味、香りなどを楽しみ、精神的な満足感を得る行為でもあります。誰かと一緒に食卓を囲み、会話が盛り上がれば満足度はさらに上がります。

また、本来積極的な方が、総入れ歯の不具合のために人前で話すのが苦痛になり、閉じこもりがちになったという話をよく聞きますが、総入れ歯の問題さえ解決すれば堂々と人前で話せ、自分らしく生きられます。

総入れ歯のトラブルのために、人生の豊かさまで失ってしまう方が数多くいることは、歯科医として残念でなりません。歌がうまく歌えないという悩みもよく聞きます。

私が本書で紹介するインプラント・オーバーデンチャーは、総入れ歯の患者さんの多くが悩む、痛い、動く、はずれるという問題を解決し、「痛みなくしっかりかめる」、「はっきり話せる」を実現する歯科治療です。

歯は、食べ物を細かくかみ砕いて消化しやすくするという役割のほかにも、発音を助ける、味覚を豊かにする、異物の混入を防ぐ、表情をつくる、体の姿勢を保つ、ものをかむことで脳に刺激を与えるなど、いきいきと健康に人生を送るのに不可欠な役割を担っています。

「食べる楽しみ」と「人と話すよろこび」を取り戻すことは、介護なしに日常生活を送ることができる健康寿命をのばすことにもつながるはずです。

第2章

インプラントのメリットは多いが、負担が大きいのも事実

総入れ歯が合わない人が歯科医師に勧められるインプラント

歯科治療における「インプラント」とは、歯を失った部分の骨に埋め込む「人工歯根」のことです。

歯のない箇所に金属でできた人工歯根を埋め込み、そこに支台（アバットメント）と人工歯（上部構造）を取り付けることを、一般的にインプラント治療といいます。インプラント治療で入れた歯は、普通の入れ歯のように自分で取りはずすことはできません。

歯を全部失っている人や、何本か残っていても歯周病や虫歯のために残せない人など、総入れ歯の適応になるような人に対しては、インプラントを何本か埋め込み、全顎ブリッジを取り付ける方法があります（32ページ参照）。

総入れ歯が合わず、食べる、話すといったことが困難で日常生活に支障をきたしているときや、より生活の質（ＱＯＬ）を高めたいという患者さんの希望があるときに、選択肢のひとつになります。

総入れ歯がどうしても合わないとき、多くの歯科医師が勧めるのはインプラントの全顎ブリッジです。

インプラントについて少し説明を付け加えておくと、「インプラント」とは体内に埋め込む医療機器や材料の総称で、心臓のペースメーカーや人工関節などもインプラントです。人工歯根はインプラントの一種ですが、一般的にインプラントという場合は、歯科のインプラント治療を指すことがほとんどです。

歯のインプラント治療とは

歯を失った部分にインプラントを埋め込み、歯列を整える治療はすべて歯のインプラント治療です。歯を1本失った場合から、すべての歯を失った場合まで幅広く行えます。

歯のインプラント治療の歴史は長く、紀元前の記録にもあり、3世紀頃の古代ローマ時代の遺跡から鉄製のインプラントが埋め込まれている人骨が見つかるなどしています。

現在のように、あごの骨にインプラントを埋め込み、それを支台に人工歯をかぶせる手術は1900年頃から始まり、チタンまたはチタン合金のインプラントが使われるようになったのは1960年代といわれています。

世界的な広がりを見せたのは1980年代です。日本でも、1980年代前半から行われています。チタンは骨の中に埋めると骨と癒合《ゆごう》する性質があるため、しっかりと固定されるのです。

インプラントを埋め込むのは、歯槽骨というあごの骨です。直径3~5㎜、長さ6~18㎜のスクリュー型のインプラントをまず埋め込み、インプラントと人工歯をアバットメントと呼ばれる支台でつなぎます（図4）。また、インプラントとアバットメントが一体になっているタイプもあります。

そして、インプラント、アバットメント、人工歯を連結固定することになります。その固定方法として、スクリュー、セメント、マグネットがあります。

アバットメントの材質には、チタン、チタン合金、ジルコニアが使用されています。人工歯は、天然歯を削ってかぶせる人工歯と同じく、チタン、ジルコニア、セラミックス、ハイブリッドセラミックス（歯科用プラスチックとセラミックを混ぜたもの）、メタルボンド（メタルにセラミックを貼り付けたもの）、ゴールドなどが使用されています。

図4　歯のインプラント治療

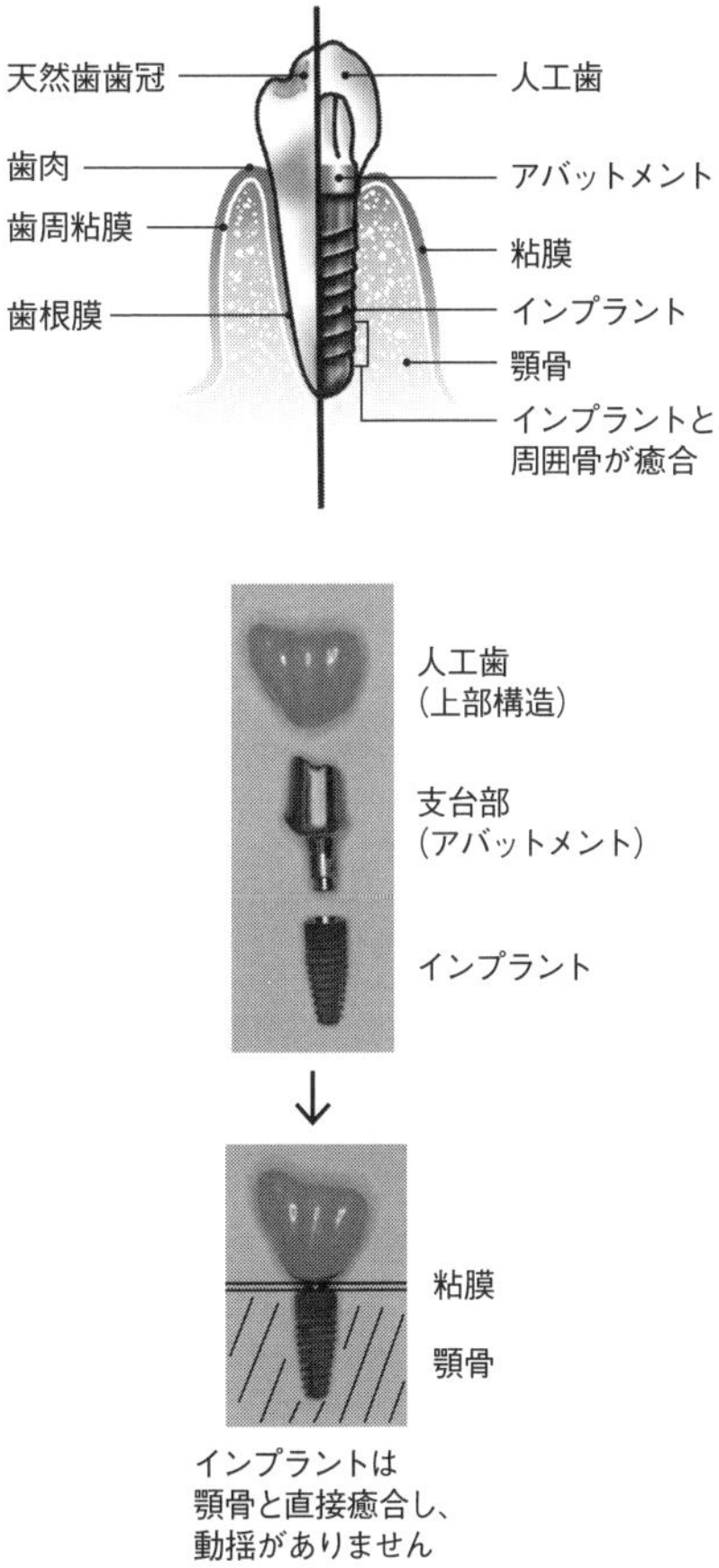

総入れ歯の代わりに全顎インプラントブリッジの治療を行う場合は、インプラントを最少４本埋め込んだのちアバットメントを取り付け、10〜14本の人工歯が並んだ全顎ブリッジを装着します（**図５**）。

インプラントの全顎ブリッジは上あごにも下あごにも行うことができます。

下あごでは、下顎骨全体に骨量（高さ、幅）が十分あり、インプラントを埋入するのに下顎管（Ⓐ）までの距離が十分ある場合（**図５①**）、下あごの奥までイ

図5　下顎全顎インプラントブリッジ

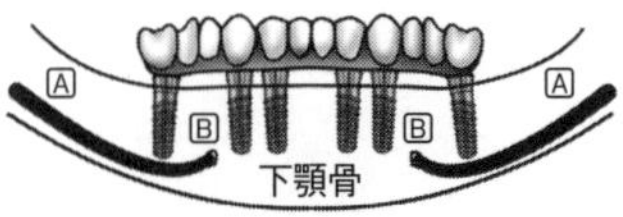

①:下顎骨全体に骨量（高さ、幅）が十分あり、インプラントを埋入するのに下顎管（Ⓐ）までの距離が十分ある場合。

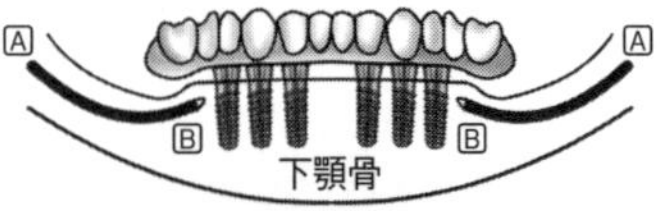

②:下顎骨の骨量が十分なく、インプラントを埋入するのに下顎管（Ⓐ）までの距離がない場合。

下顎管（Ⓐ）：神経、脈管が通っている管であり、この神経は下顎周囲粘膜、下口唇、オトガイの皮膚などの知覚を担当。

オトガイ孔（Ⓑ）：下顎管の前端で、下顎骨の前面にある孔。

図6　18年経過した上下顎全顎インプラントブリッジ

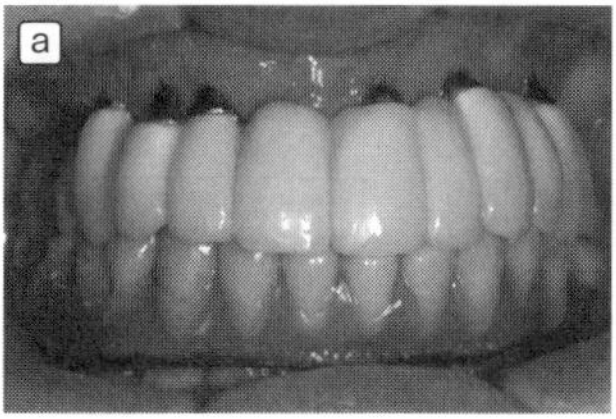

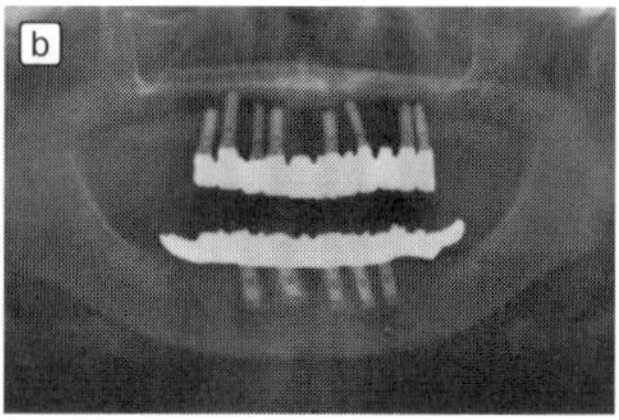

a　口腔内写真
b　パノラマエックス写真

ンプラントを埋入し、人工歯をならべることができます。

しかし、下顎骨の骨量が十分なく、インプラントを埋入するのに下顎管（A）までの距離がない場合（**図5②**）、オトガイ孔（B）間にインプラントを埋入し、上部構造の人工歯を後ろへ延ばします。

図6の症例では、下あごの奥の顎骨が十分でなく、オトガイ孔間にインプラント5本埋入し、上部構造を奥へ延ばしています。上部構造とアバットメントはネジで固定されています。上あごは8本インプラントが埋入されて、人工歯11本が並べられている上部構造すなわち、全顎インプラントブリッジが装着されています。

上あごの骨は下あごよりもやわらかくスポンジ状になっており、しかも骨の吸収がひどければ、イン

図7　上顎洞底挙上法（サイナスリフト）

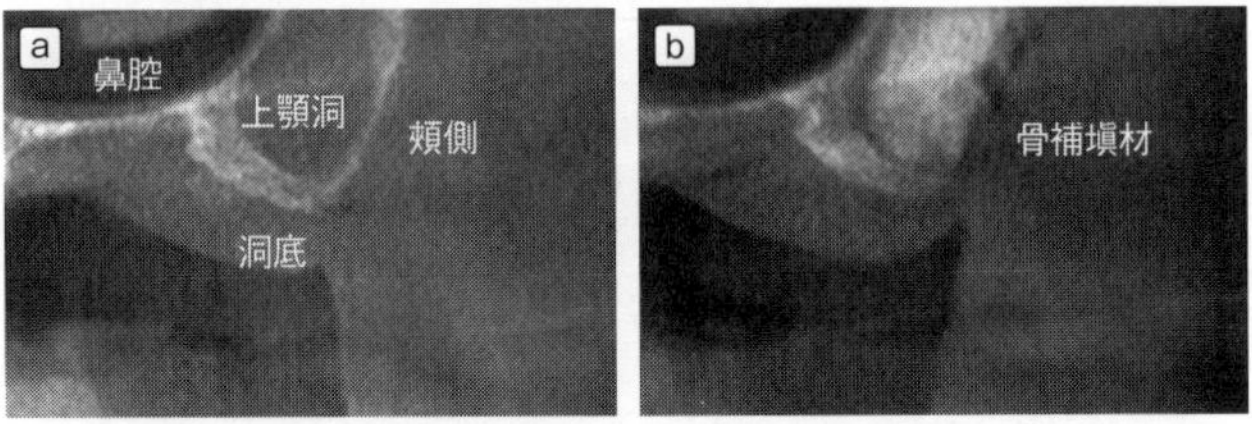

a　手術前の上顎洞。洞底の骨が薄く、インプラントの埋入ができない。
b　上顎洞内の頬側に穴を開けて骨補填材を埋入する。

プラントは困難です。

しかし、鼻腔の横、上あごの上に大きな空洞（上顎洞）があり、そこに骨をつくる手術をすれば、インプラントは可能になります。この術式は上顎洞底挙上法として昔から確立していた方法です。すなわち、上顎洞底が歯槽頂に近くて、歯槽骨の高さが低く、インプラントが埋入できない場合に、上顎洞粘膜と上顎洞底骨の間に空隙をつくり、そこに自家骨や骨補填材を移植する方法です。上顎骨外側壁から上顎洞へ達する方法をサイナスリフト法（**図7**）といい、抜歯窩から上顎洞へ達する方法をソケットリフト法といいます。術後、6カ月から9カ月後にインプラント埋入が可能になります。

自分の歯のように、しっかりかめることが、インプラントの最大の特徴

インプラント治療を選択する人は増えています。

最大の特徴は義歯が固定され、自分の歯に近い機能を取り戻せることです。つまり、歯を失う前とほぼ同じようになんでもしっかりかむことができ、食事でストレスを感じることがなくなるのです。

なんでも食べられるようになれば栄養もバランスよくとれ、全身の健康にもよい影響を与えます。

もちろん話すときもスムーズに発音でき、見た目も美しく笑顔に自信が持てるなど、あらゆる面で生活の質が向上します。

インプラント治療後は、定期的なメンテナンス（点検と歯科衛生士による掃除）を続けることが必要ですが、それは口腔内の健康状態を保つのにも役立ちます。

また、歯を失ったあとの歯槽骨はそのまま放っておくと、どんどん吸収されてしまいます。インプラント治療後は歯槽骨の吸収を完全におさえることはできま

せんが、適度な圧が日常的にかかるため、骨の再構築（リモデリング）があり、あごの骨がよい状態で保たれます。

インプラント治療の流れ

インプラント治療は、次の**図8**のような流れで進めます。

医療面接と診察で大切なのは、患者さんが日常生活において何に困っていて、何を望んでいるのかを問診で明らかにすることです。かむ、話すといった機能面だけでなく、見た目をどのように回復させたいと思っているかについてもお聞きします。

その上で各種検査を行い、手術が行える全身状態であることを確かめたり、あごの骨の状態を調べたりします。全身状態に問題がある場合は、必要に応じて内科などを受診していただくこともあります。

あごの骨の状態を詳しく調べることは、安全で的確なインプラント治療を行うためにたいへん重要です。パノラマエックス線写真を撮影することはもちろん、ＣＴ撮影を行い、三次元的に局所の状態を診査することが欠かせません。

ＣＴ画像を解析することにより、歯槽骨の骨質（硬さ）、骨量（高さや厚み）や形、骨の内部に神経や血管がどう走っているかがわかるので、どのサイズのイ

図8　インプラント治療の流れ

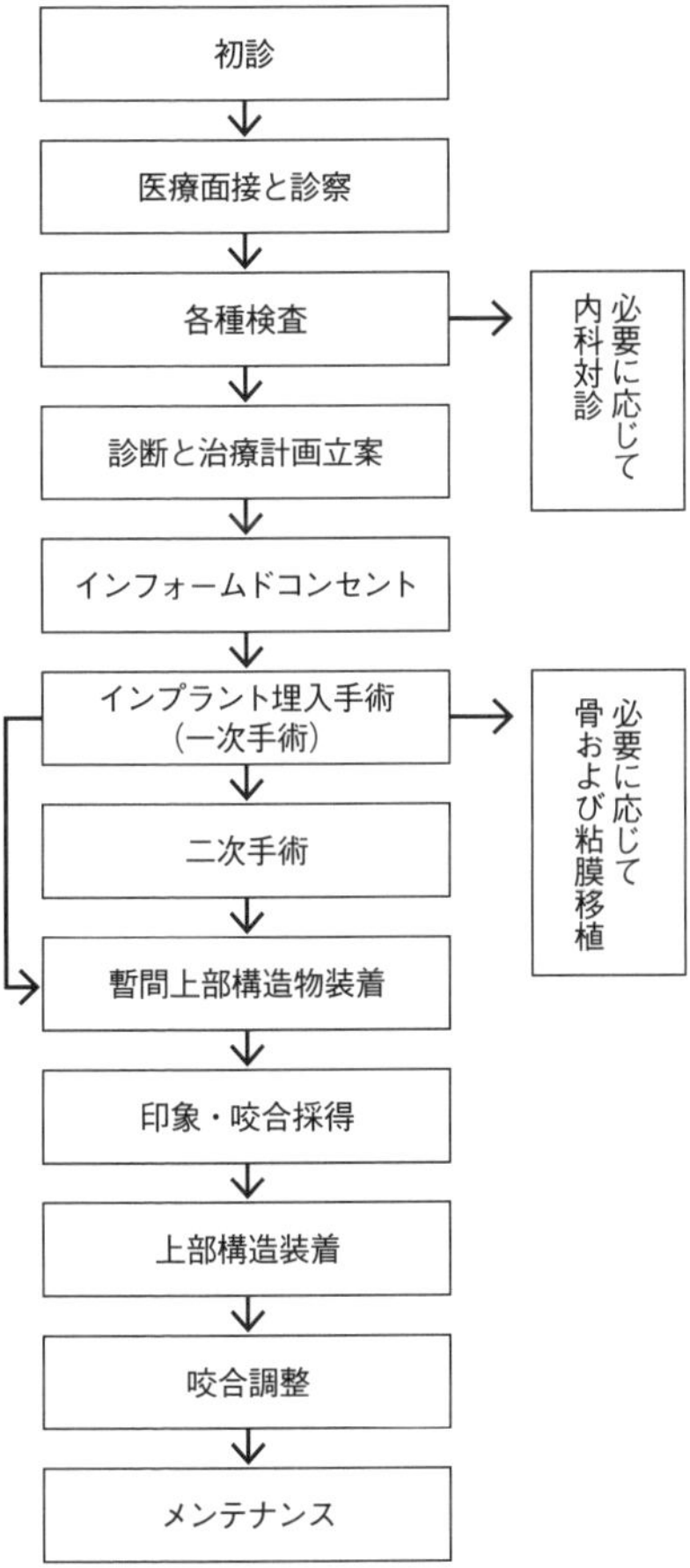

ンプラントを、どこに、どのような角度で埋め込むかを正しく判断することができます。歯槽骨の吸収が進んでいる場合は、骨移植が必要になることもあります。CT画像は、インプラントに装着する全顎ブリッジをつくるのにも役立ちます。

診察や検査のポイント

＊全身状態

・重い糖尿病や、治療していない高血圧がないか
・血液をサラサラにする薬を服用していないか
・骨粗鬆症《こつそしょうしょう》の治療薬（ビスフォスフォネート）を服用していないか
・感染症にかかっていないか
・喫煙の有無　など

感染症、糖尿病、高血圧は、きちんと治療すればほとんどの場合インプラント

治療が可能になります。ビスフォスフォネートという骨粗鬆症の薬を服用している場合や、重症の心臓病、先天性血液凝固因子欠乏症（血友病など）、人工透析、末期がんの方はインプラント治療は行えません。

喫煙者には手術前に禁煙を勧めます。喫煙は、インプラント手術の傷の治りを悪くする可能性があるのです。喫煙している人の粘膜には慢性的な炎症があるため、縫合不全を起こしやすく、インプラント治療の成功率が低いことがわかっています。喫煙は歯周病の悪化も招くので、インプラント手術後も喫煙を続けると、インプラント周囲炎（１４６ページ参照）などを起こしやすくなります。

＊局所や口腔内の状態
・あごの関節の状態やあごの動き
・かみ合わせ
・歯の欠損状態や歯ぐきの粘膜の状態
・歯槽骨の吸収の状態や、あごの骨の形、骨質、骨量
・歯周病菌の状態

・残っている歯の形
・顔と唇のバランス、口元の表情　など

残っている歯に虫歯や歯周病があれば、先に治療を行います。とくに歯周病があると、治療後にインプラント周囲炎になりやすいので注意が必要です。

診断後は、患者さんに検査や診察でわかった今の状態を伝えるとともに、インプラント治療がどのようなものか、インプラント治療以外の選択肢、それぞれの治療法のメリットとデメリット、治療後の見通し、メンテナンスの重要性のほか、インプラント治療の合併症やリスク、治療期間、費用などを説明し、患者さんの同意を得ます（インフォームドコンセント）。もし、治療に対する疑問などがあれば歯科医師にしっかり話し、納得して治療を始めましょう。

インプラント手術は、局所麻酔をして歯ぐきを切開し、歯科用のドリルで歯槽骨に穴を開け、そこにネジ式のインプラントを埋め込みます。手術を1回だけ行う「1回法」と、2回に分けて行う「2回法」があります。1回法はインプラントとアバットメントがひとつになった1ピース型と、インプラント埋入直後にヒーリングキャップか仮のアバットメントを装着し、ある期間が経過したら本当のアバットメントにかえる2ピース型があります（**図9－1**）。

2回法では、インプラントを埋め込んだらいったん切開したところを閉じ、インプラントと骨が癒合するまで待ちます。上あごの場合は4～6カ月程度、下あごの場合は2～3カ月程度が目安です。2回目の手術で再び歯ぐきを切開し、仮のアバットメントを装着。粘膜の傷が治るのを2～3週間待ち、本物のアバットメントと人工歯を装着します。

インプラントと骨がしっかり癒合するには、ある程度の日数がかかります。どれくらいかかるかは患者さんの骨の状態によります。

1回法にするか2回法でするかはその場の状況によって選択されると思います。最近は、インプラントを埋め込んだ直後にアバットメントと仮の人工歯を装着し、すぐにかめるようにする「即時荷重」を積極的に行う歯科医院が増えています。

その日のうちにかめると、食事など生活の不便がないため患者さんのメリットは大きいですが、患者さんの骨が即時荷重できる状態かを正しく判断することが

図9-1　インプラント手術の1回法と2回法

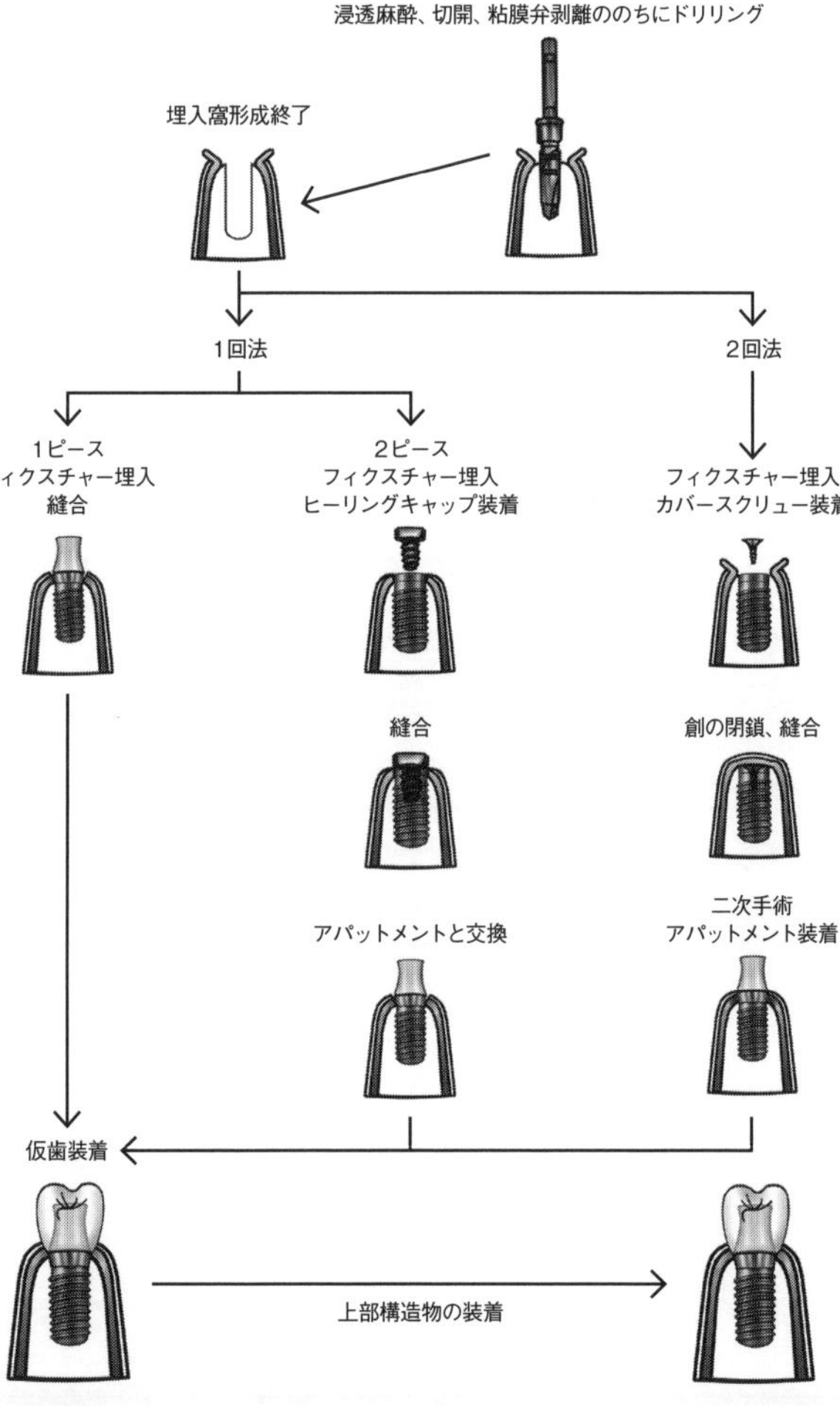

「歯周病患者におけるインプラント治療の指針」
日本歯周病学会編（医歯薬出版）より改変

図9-2　インプラントの工程

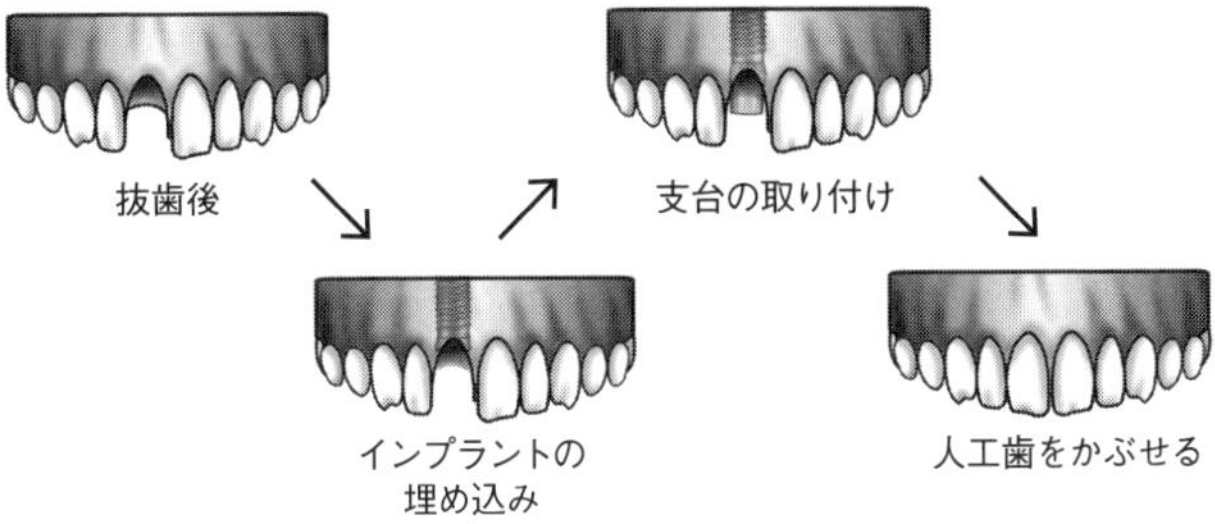

必要であり、歯科医師の経験と技術も求められます。

人工歯を装着し、かみ合わせを調整したら治療は終わりと考えがちですが、インプラント治療ではメンテナンスが不可欠です。治療は一生続くと考えるべきでしょう。

メンテナンスを定期的に行い、トラブルを防止したり、早期発見したりすることで、インプラントを長持ちさせることができます。

メンテナンスでは、インプラントやアバットメント、人工歯に異常がないか、歯ぐきなどに炎症が起こっていないか、骨の吸収が進んでいないか、かみ合わせはどうかといったことなどを点検し、歯科衛生士による清掃を行います。毎日気をつけて清掃していても、見えにくいところに小さな汚れが溜まってしまうので、専門職による徹底的な清掃でそれを取り除くのです。

インプラント治療のメンテナンス

＊メンテナンスの目的
・インプラントのトラブルを未然に防ぐ
・異常を早期発見し、対処する
・インプラントを長持ちさせ、口の中の環境をよい状態に保つ

＊メンテナンスのポイント
・インプラント、アバットメント、人工歯の状態
・かみ合わせ
・インプラントを埋め込んだ歯ぐきの健康状態

・インプラントを埋め込んだ歯槽骨吸収の有無（パノラマエックス線写真撮影）
・口腔清掃の状態
・日常の口腔清掃で取りきれていない小さな汚れの除去

メンテナンスは、一般的に3カ月に1回行います。術後1年以上がたち、問題がなければ6カ月ごと、1年ごとになることもあります。

総入れ歯からインプラントにするには、身体的にも経済的にも負担が大きい

インプラントを埋め込むには、歯ぐきを切開し、歯科用ドリルで骨に穴を開けるなどの手術が必要です。麻酔は局所麻酔ですが、手術であることに変わりはなく、身体的な負担は避けられません。

発生率は少ないものの、傷口からの感染、神経の損傷、異常な出血や痛みなどの合併症が起こることがあります。合併症を防ぎ、手術の安全性を高めるために

検査や診察を行いますが、手術である以上100パーセント安全といいきることはできないのです。

人工歯が欠けたり、ネジがゆるんで人工歯が取れたりするトラブルが、術後しばらくして起こる可能性もあります。

また、毎日の口腔清掃が十分でないと、インプラント周囲粘膜炎やインプラント周囲炎が起こるリスクが上がります。とくにインプラント周囲炎は、悪化するとインプラントを抜かなければならなくなるので、予防と早期発見が重要です。

患者さんにとって、もうひとつの大きな負担は費用です。

インプラント治療は基本的に公的医療保険は適用されず、全額自費となります。ただ、がんなどの病気であごの骨を失った人、生まれつき歯やあごの骨がない人などに対しては公的医療保険が適用されます。費用は歯科医院によって異なり、1本あたり10万円から20万円ほどで、これに初診相談料（無料のこともある）、検査などの費用、人工歯代などが加わります。これらすべてをパッケージにして、全体で1本あたり30万円から50万円という価格設定にしている場合もあります。メンテナンスは1回数千円から1万円くらいです。

総入れ歯をしている方の場合は、インプラントを最少4本埋め込み、そこに全顎ブリッジを装着することになりますが、片あごで総額150万円から200万円くらいかかります。使用するインプラントのメーカーや、人工歯の材質などによっても費用は変わります。

総入れ歯の方のインプラント治療は非常に高額なもので、誰もが手軽にできるものではありません。しかし、同じインプラントを埋め込む治療でも、インプラント・オーバーデンチャーであれば費用を半額程度におさえることができます。

第3章

負担が少ない
インプラント・オーバーデンチャー
という選択肢

総入れ歯でも全顎インプラントブリッジでもない、第三の選択肢がインプラント・オーバーデンチャー

□総入れ歯と全顎インプラントブリッジの中間的存在

総入れ歯は保険診療でつくれるけれど使いにくく、インプラントの全顎ブリッジはしっかりかめるけれども高額――そんなふたつの治療法のちょうど中間的な存在が、インプラント・オーバーデンチャーです。

総入れ歯でも固定式の全顎インプラントブリッジでもなく、自分で付けたりはずしたりできて動かない、いわば第三の選択肢。そんなインプラント・オーバーデンチャーには、患者さんの人生を変える力があると私は思っています。

図10は、第1章で紹介した患者さんの下あごの写真です。下あごの歯はすべて失われ、左側の奥歯部分の歯土手が痩せて平坦になっている上に、舌側に向かって斜めになっているのがわかります。そのため総入れ歯が安定せず、食事をすると、総入れ歯がずれて舌側に沈んでいってしまうのです。総入れ歯を調整しても1週間もするとまた「かむと痛い」という症状があらわれ、再び調整が必要にな

ります。そのような状態が長く続き、たいへん困っておられましたが、全顎インプラントブリッジは高額すぎて難しいという状況でした。

そこで、インプラント・オーバーデンチャーという選択肢があることを伝えると、しっかりかめるようになるならと決意。

〝動かない、はずれない〟インプラント・オーバーデンチャーにしたことでかめるようになり、食事がおいしく食べられるようになったと満足しておられました。

図10　総入れ歯が合わない下あごの症例

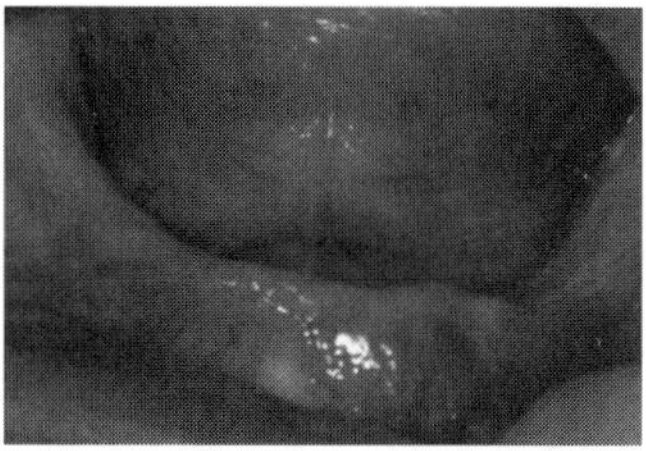

左側の奥歯部分の歯土手が平坦で斜めになっている。

もうひとついいことがありました。オーバーデンチャーを日常的に装着することによって、顔立ちの変形も改善したのです。表情が豊かになり、何歳も若返った印象です。以前の顔立ちに戻ったことを患者さんはよろこび、治療の満足度はさらに向上しました。

この方には、インプラントを2本、左右の犬歯部分に埋め込み、オーバーデンチャーの固定はロケーターアタッチメントシステムというタイプを

図11　オーバーデンチャーとロケーターアタッチメントシステム

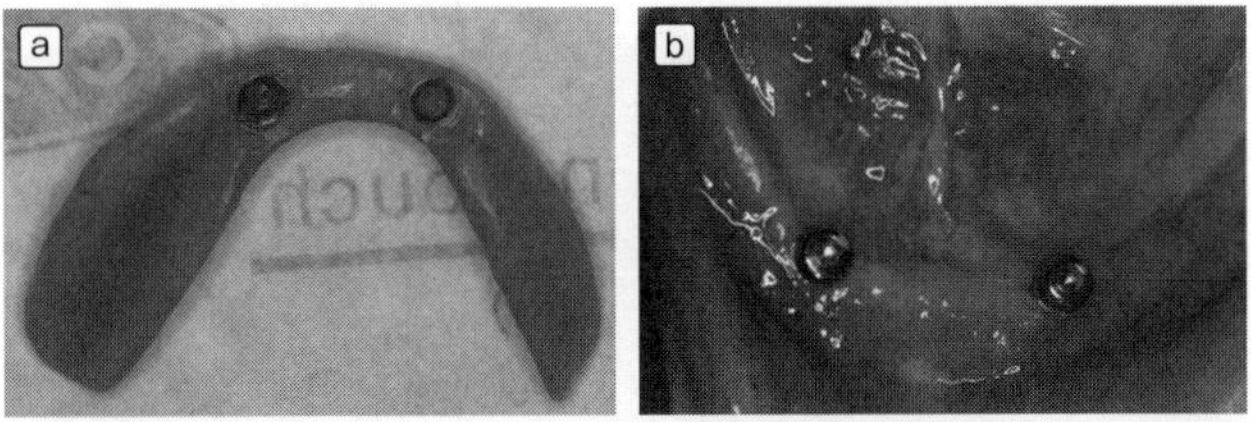

[a]　オーバーデンチャーを歯土手に接する側（床粘膜面）から見たところ。平坦になっている歯土手に合わせ、オーバーデンチャーも左側が幅広につくってある。装着するときは、ふたつのデンチャーキャップに、歯土手側のロケーターをはめ込んで固定する。
[b]　左右の犬歯部分にインプラントを埋め込み、ロケーターアタッチメントシステムを取り付けた下あごの歯土手。

選択しました。

図11[a]は、実際に使用されていたオーバーデンチャー、**図11**[b]はオーバーデンチャーをはずした状態の下あごの写真です。**図11**[a]を見ると、床の幅が左右で異なり、左側が幅広に見えますが、これは平坦になった歯土手の形に合わせてつくられているからです。

図11[a]のオーバーデンチャーに付いている2個の小さなボタンのようなものは、「デンチャーキャップ」といいます。ここにインプラント側のロケーターアタッチメントをはめ込むことで、オーバーデンチャーが固定される仕組み（＝ロケーターアタッチメントシステム）です。

図12は、この患者さんに使用したロケーターアタッチメントシステム（デンチャーキャップ、ロケーターアタッチメント）と、インプラントの模式図です。

a：デンチャーキャップと、その内にあってロケーターアタッチメントを固定するシリコン製のメイル。メイルは固定強度（維持力）別に4種類ある。

b：ロケーターアタッチメント。歯ぐきの厚みに合わせてサイズを選択できる。

c：スクリュー型のインプラント。

図12　ロケーターアタッチメントシステム

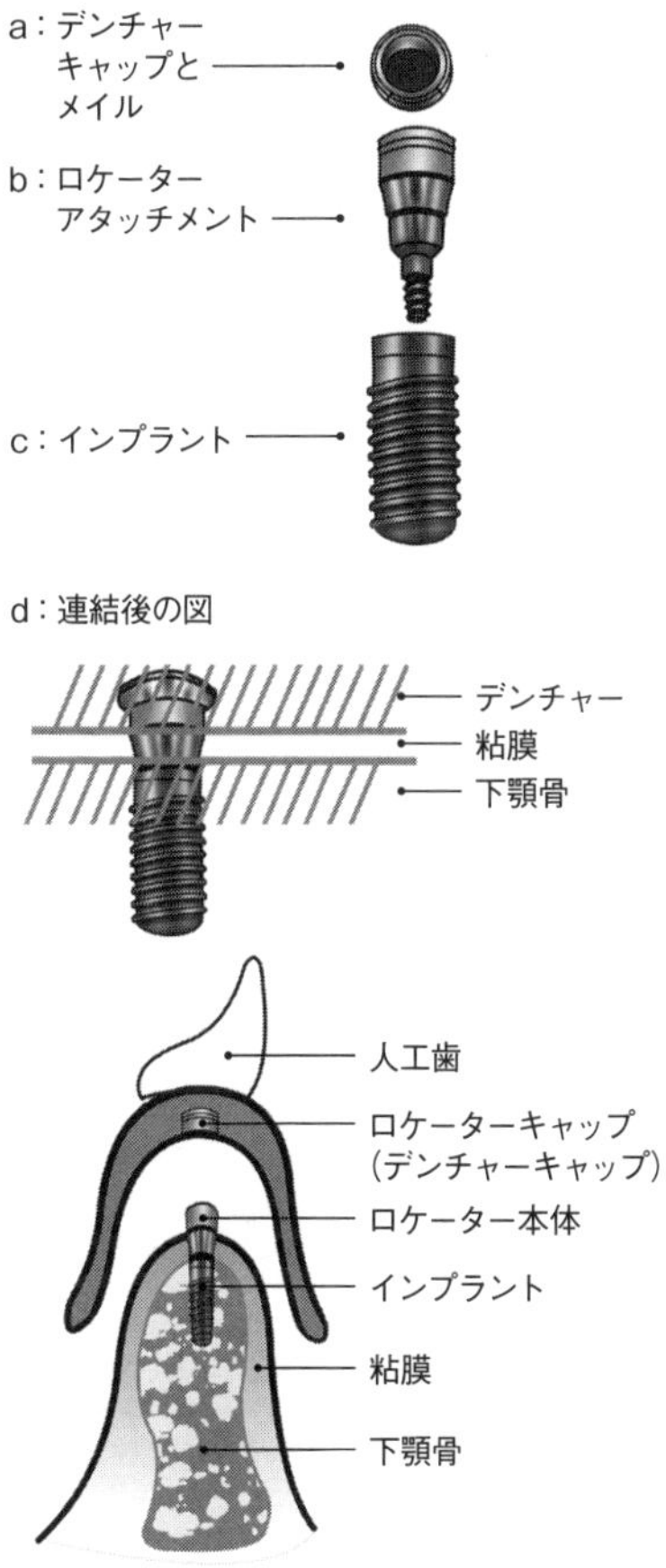

これらを連結するとdのようになり、オーバーデンチャーがしっかりと固定されます。

オーバーデンチャーの装着にはコツがあります。この方も最初は戸惑うところがありましたが、少し練習するとすぐにできるようになりました。取りはずしは簡単です。

□長持ちすることもメリット

実をいうと、**図11**はインプラント埋め込み手術から6年経過した写真です。インプラント・オーバーデンチャーは長持ちするのが長所のひとつで、この方の場合も途中調整はしたものの、つくり直すことなく使い続けておられました。最近この一年間メンテナンスに来られないので、自宅に電話したところ、患者さんはガンで亡くなられておられました。

インプラント・オーバーデンチャーの利点を整理すると次のようになります。

①動かない、はずれない（＝かみやすい）

②患者の経済負担が少ない
③下あごの歯槽骨が長持ちする
④手入れ（清掃）がしやすい
⑤状況の変化に合わせてインプラントの数を増やしたり、固定式の全顎インプラントブリッジに変更することもできる

第3章では、これらの利点を順に説明しながら、インプラント・オーバーデンチャーという治療法について詳しく述べていきたいと思います。

インプラント・オーバーデンチャーは、動かず、はずれない総入れ歯

□インプラントが柱になる

〝動かない、はずれない〟というのは、インプラント・オーバーデンチャーの最大の利点です。歯土手に埋め込んだインプラントが強い柱となり、それを支台に

してオーバーデンチャーを取り付けるため、ずれたり揺らいだりすることもありません（**図13**）。総入れ歯の場合は、歯土手そのものに総入れ歯をかぶせるだけなので、よほどぴったりと密着していない限り、かんだり話したりすると動きます。すなわち、口の中では、総入れ歯は回転、沈下、側方移動の動きをしてしまいます（**図14**）。

総入れ歯には、3つの機能、すなわち維持、支持、安定を必要とします。下の

図13　インプラント・オーバーデンチャーの支台はインプラントの柱

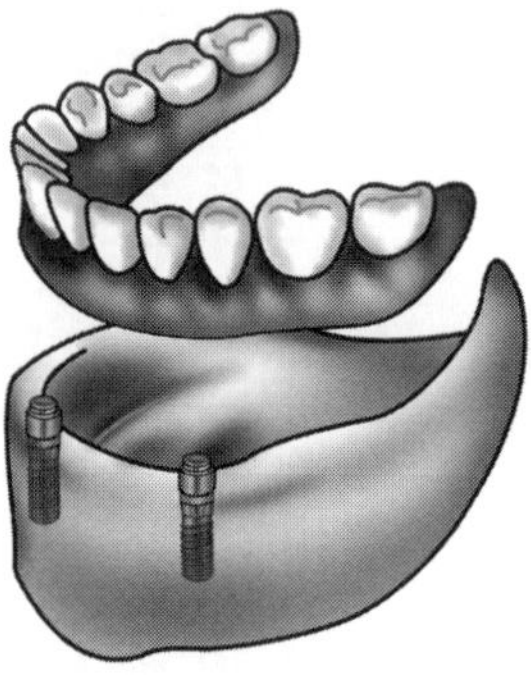

図14　総入れ歯は口の中でこう動く

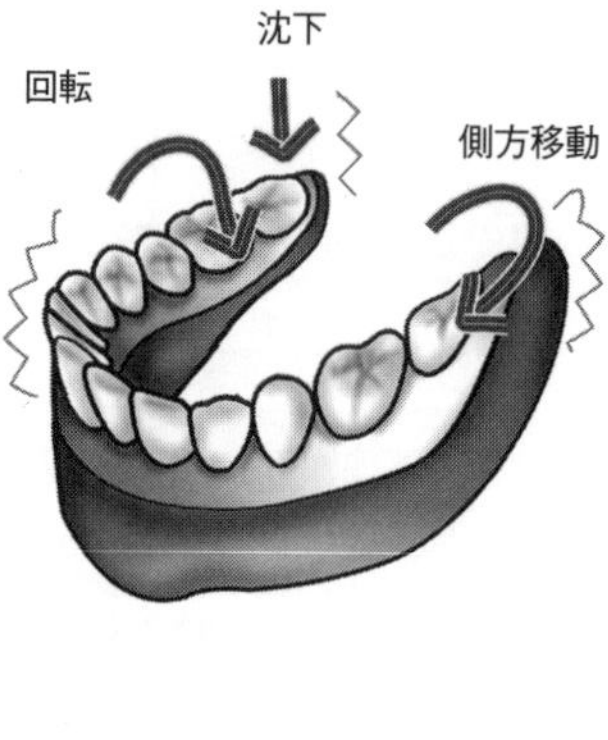

入れ歯が浮き上がったり、上の入れ歯が落ちてきたりするのは維持不足であり、食べ物をかんだとき、歯ぐきが痛くてかめないのは支持の問題です。また食事をすると総入れ歯が動いてかめないのは安定が悪いことになります。患者さんの満足のいく総入れ歯をつくるのは、非常に難しいです。

インプラント・オーバーデンチャーと総入れ歯について、普通にかんだときの動きの違いを調べた研究では、総入れ歯はかむたびに動くのに対して、インプラント・オーバーデンチャーは明らかに安定し、科学的にもその固定力は証明されています。

□かみ心地は大きく改善

インプラント・オーバーデンチャーが適するのは下あごです。見た目は普通の総入れ歯とあまり変わりませんが、インプラントによって支えられているため使用感はまったく違います。総入れ歯のかみ心地の悪さを経験している人なら、その違いに驚くはずです。

インプラント治療は自然歯（自分の歯）に近いかみ心地が魅力ですが、同じくインプラントを支台にするインプラント・オーバーデンチャーもかみ心地は大きく改善されます。

ただし、自然歯とまったく同じかみ心地とまではいえません。自然歯の根とインプラントの違いのひとつは、歯根膜という膜の有無です。

自然歯の根には、歯根膜線維という組織でできた歯根膜があります。厚さは0・1〜0・3㎜ほど。これが根と歯槽骨の間にあることで、外力が加わったときに歯の根と骨がわずかにずれて歯も動き、それが緩衝作用（衝撃をやわらげる働き）を生み出しています。また、歯根膜の内部には感覚器官があり、触った感じ（触覚）や押された感じ（圧覚）、痛み（痛覚）がわかるようになっています。これらの感覚があるので、食べ物の食感などを感じることができるのです。

一方、インプラントに歯根膜はありません。骨と直に接し、癒合によりしっかりくっついているのでまったく動かず、感覚もないのです。

また、インプラント・オーバーデンチャーは一般的なインプラント治療の歯（1本のインプラントに1個の歯が直接付いているもの）と違い、床があるため歯ぐきの感覚も直接的ではありません。しかし、私が診てきた患者さんで総入れ歯の方がよかったという方はひとりもいません。

全顎インプラントブリッジと比べると、身体的にも経済的にも負担が少ない

□インプラントの本数が少なくてすみ、身体的負担が軽い

全顎インプラントブリッジもインプラント・オーバーデンチャーも、インプラントを埋め込むという点で違いはないので、体への負担も同じではないかと思われるかもしれませんが、そうではありません。全顎インプラントブリッジで埋め込むインプラントの本数は普通4本から6本ですが、場合によっては8本、10本になることもあります。一方、インプラント・オーバーデンチャーの場合は1本から4本で、ほとんどの場合2〜3本ですみます。

インプラント1本を埋め込むのにかかる時間は、術前の口腔清掃、麻酔、インプラント埋め込み、術後の止血、安静まで含めると1時間30分くらいです。

インプラントの本数が多くなるほど埋め込みにかかる時間は増え、麻酔をかけ

ている時間も長くなるので、体への負担は大きくなります。また、インプラントを埋め込むためには歯ぐきを切開し、歯槽骨にドリルで穴を開けますが、インプラントの本数が増えれば当然ながら傷は大きくなるというわけです。

インプラントを入れるというお話をすると、「手術は痛いから嫌です」という患者さんは多く、とくに年配の方はその傾向が強いように感じます。

インプラント手術は基本的に局所麻酔で行います。場合によっては、不安や緊張をやわらげるために、鎮静薬や麻酔薬を点滴で投与する静脈内鎮静法を併用することもあります。術後は麻酔が切れると少し痛みますが、飲み薬の鎮痛薬でおさまる程度の痛みです。とはいえ、やはりインプラントの数が少ないほど術後の痛みが楽なのは確かです。

ただ、術後の痛みといってもそれは切開した粘膜の痛みであり、歯槽骨に痛みが生じるわけではありません。術前のCT検査で神経が走っているところをきちんと確認し、そこを避けてインプラントを埋め込みます。

インプラントを何本埋め込むかは、患者さんの歯ぐきや歯槽骨の状態によります。4本埋め込まないと十分にオーバーデンチャーを支えられないケースもありますが、私の経験では、多くの患者さんが２〜３本ですんでいます。

□インプラントの本数が少なければ経済的負担も軽い

インプラントの本数は費用にも影響し、患者の経済的な負担の程度はインプラントの本数によって違ってきます。

インプラント治療は保険診療外なので全額自己負担です。１本あたりの費用は歯科医院によって異なり、インプラントの本数が多いほど費用はかさみます。全顎インプラントブリッジの場合は、インプラントを４本から６本埋め込み、それを支台に全顎ブリッジを取り付けますが、インプラント１本が10〜20万円、全顎ブリッジの人工歯がプラスチックの場合で１本10万円前後（セラミックの場合は15万円前後）です。これに、インプラントの上に全顎ブリッジを固定する支台、すなわちアバットメント代がインプラントの本数分かかり、さらに麻酔などの薬剤料、仮歯代などが加わります。

歯槽骨の吸収がかなり進んでいる場合は、骨移植や骨再生といった骨を増やす処置が必要になり、別途費用がかかります。

□全顎インプラントブリッジの費用の例

検査料：５万円
インプラント代：10万円×４本＝40万円（６本の場合は60万円）※手術料含む
人工歯代：10万円×12本＝１２０万円
アバットメント代：10万円×４本＝40万円（インプラントが６本の場合は60万円）
麻酔などの薬剤料：10万円
仮歯代：15万円
合計　２３０万円（インプラントが６本の場合は２７０万円）

一方、インプラント・オーバーデンチャーの場合は、まずインプラントの本数が少なくてすむためその分費用がおさえられ、仮歯はもともと使っていた総入れ歯がある場合はそれを利用できるのでさらに負担が軽くなります。

□インプラント・オーバーデンチャーの費用の例

検査料：５万円

インプラント代：10万円×2本＝20万円（3本の場合30万円）
アタッチメントシステム代：10万円×2本＝20万円（3本の場合30万円）
人工歯代：40万円
麻酔などの薬剤料：10万円
合計　95万円

下あごのインプラント・オーバーデンチャーは、インプラントを真ん中に1本だけ埋め込んで支えることもできます。1本よりも2本の方が安定しますが、1本でも2本でも患者さんの満足度は変わらないという研究報告もあり、何本埋め込むかは、インプラントを埋め込む歯槽骨の状態と、患者さんの希望次第です。

術後はメンテナンスのための定期的な受診が必要で、1回の費用は歯科医院によりますが数千円から1万円程度です。術後のメンテナンスはずっと続くため、維持費（ランニングコスト）は全顎インプラントブリッジよりもインプラント・オーバーデンチャーの方がかかるという試算もありますが、最初にかかる費用が半分程度になるというのは大きいのではないでしょうか。

インプラント・オーバーデンチャーは、海外では保険診療の場合も

□保険診療で受けられるオランダは利用率が高い

日本では保険診療外のインプラント・オーバーデンチャーですが、海外では保険診療で受けられるところもあります。例えばオランダでは、下あごの歯がまったくなくなった人で、一定の条件を満たせば、インプラント2本によるインプラント・オーバーデンチャーが保険診療で受けられます。下あごの歯をすべて失った人に対するインプラント治療として全顎インプラントブリッジとインプラント・オーバーデンチャーがありますが、世界10カ国で2004年に行われた調査によると、歯のない下あごにインプラント治療をした人のうち、オランダでのインプラント・オーバーデンチャーの利用率は9割を超え、10カ国中トップでした。自己負担が少なければ、インプラント・オーバーデンチャーにしたいと思う人はやはり多いといえるでしょう。

□日本のインプラント・オーバーデンチャー利用率は10カ国中6位

ほかの国の事情にも少し触れておくと、スウェーデンも保険制度が充実していますが、全顎インプラントブリッジが保険診療で受けられるせいか、インプラント・オーバーデンチャーの利用率は高くありません。アメリカやカナダでは、歯科診療そのものが個人で加入する民間保険でまかなわれますが、インプラント・オーバーデンチャーを給付の範囲に加えることができます。

全般的にインプラント治療が積極的に行われているのは、ヨーロッパとシンガポールです。先ほどのインプラント・オーバーデンチャー利用率ランキングで、日本は6位。歯のない下あごにインプラント治療を受けた人の3人に1人はインプラント・オーバーデンチャーです。おとなり韓国の利用率は4位で5割弱と日本よりも高く、ある程度経済的に余裕のある人はインプラント・オーバーデンチャーを選ぶ傾向があるようです。

私がインプラント治療を始めたのは1970年代

□インプラント治療の先駆者だった父の影響でこの道へ

私がインプラント治療に関心を持つようになったのは、父の影響が大きかったと思います。父はかみ合わせを回復させる治療が専門の歯科医で、1955年頃からインプラント治療に力を入れはじめ、1975年に『形成歯科』(山根稔夫/医歯薬出版)という専門書を出版。この本には、約20年で2000例を超えるインプラント治療を行った経験や、研究の成果、各地で行った講演、さまざまな学会で発表した内容などがまとめられています。

私自身は、九州大学歯学部を卒業後、患者さんの診療をしながら大学院に通いました。大学院でインプラント治療を研究しようと意気込んでいましたが、ある教授から、「インプラントでは学位を取れないよ」といわれました。困って担当教授に相談すると、生理学の分野で感覚の研究をしてはどうかとアドバイスされたのです。

当時、感覚があって動揺している正常な天然歯に対して、感覚がなく動揺のないインプラントをどう対処するか、すなわち天然歯とインプラントのかみ合わせが問題になっていました。

そこで、補綴《ほてつ》学教室から生理学教室へ出張し、体性感覚を研究テーマに実験し、博士号をいただきました。私にとっては、生理学的研究のやり方を習得できましたし、生理学教室の先生方はもちろんですが、理学部、農学部の先生方とも交流でき、大学院時代は違った意味で楽しかったです。

やりたかったインプラントの研究は、大学院を修了と同時に生理学的研究手法を用いて、「インプラントの感覚」の臨床研究に着手しました。それ以後、「インプラントの動揺度（安定度）」、「オーバーデンチャーの維持力」等について今日まで研究してきました。

□父の歯科医院を継いでからも研究を続け、論文を発表

大学院を修了して山口県宇部《うべ》市に戻ったのは1978年です。当院で患者さんを診る一方で、インプラント治療における維持力の研究を続け、これまでに35本

の論文を書き、共著論文は21本。学会発表は86回を数えます。日本口腔インプラント学会では理事と中国・四国支部支部長を長年務めましたが、今年（２０１８年）で定年を迎えたので、初心に返ってまた研究に力を入れようと考えています。

私が大学院に入った頃の日本では、インプラント治療はまだまだ学術的に認められにくい状況でしたが、父はその20年前からインプラントの治療と研究を専門にし、それを間近で見ていたのでインプラント治療に興味を抱き、可能性を感じることができました。父は、インプラント治療のレベルアップと普及のために、「国民の医療と福祉の向上」を理念とする日本歯科先端技術研究所を設立し、この研究所は２０１２年に公益社団法人となっています。なお、日本歯科先端技術研究所は日本口腔インプラント学会の指定研修施設になっています。

私も、インプラント治療の研究と、知識や技術を高めたい歯科医に研修の場を提供するために、日本歯科先端技術研究所の一員として地域のインプラント治療がよりよいものになるよう、後進を育成しています。

インプラント治療に長年取り組んできた私が、インプラント・オーバーデンチャーを勧める理由

□歯のない人の第一選択はインプラント・オーバーデンチャー

かめない、はずれる、痛いといった総入れ歯の悩みを長年抱えてきた患者さんが、インプラント・オーバーデンチャーにして生活が一変し、笑顔になる姿を見ると、この治療をお勧めして本当によかったと感じます。

私は私的な意見だけでインプラント・オーバーデンチャーをお勧めしているのではありません。インプラント治療の専門家たちによる、世界的なコンセンサス（合意）文献も、２本のインプラントによるインプラント・オーバーデンチャーが、下あごの歯をすべて失った人に対する治療の第一選択であるべきだとしています。インプラント・オーバーデンチャーは、科学的に裏付けされた治療法なのです。

□下あごの歯槽骨が長持ちし、同じオーバーデンチャーを長く使える

動かない・はずれない・患者の経済的負担が少ないメリットはすでにお話しし

ましたが、そのほかにも、下あごの歯槽骨が長持ちする、手入れ（清掃）がしやすい、将来的に全顎インプラントブリッジへと変更することもできるといった長所もあります。

下あごの歯槽骨がなぜ長持ちするかというと、歯槽骨は歯がないと吸収が進んでどんどん小さくなっていきますが、インプラントを埋め込むと、その周囲の歯槽骨は吸収のスピードが遅くなるのです。そのため、歯土手の高さや幅も保たれ、オーバーデンチャーの粘膜面の調整も少なくてすみます。つまり、オーバーデンチャーも長持ちするのです。

どれくらい長持ちするかは個人差がありますが、インプラント・オーバーデンチャーを10年以上使用した患者さん１０１人を調査したところ、約9割の人がずっと同じオーバーデンチャーを使い続けていたという海外の研究があります。インプラント自体の寿命は、下あごの場合、10～15年で94％です。

私が治療した患者さんも、アタッチメントシステムの修理や細かい調整などはあっても、20年以上同じオーバーデンチャーを使用し、インプラントもトラブルなく過ごしている方がたくさんいます。

□手入れ（清掃）がしやすい

インプラント・オーバーデンチャーの手入れは、清潔を保つことが主な目的です。清掃は毎日行いますが、総入れ歯と同じように夜寝る前に行えばよく、清掃法は簡単です。オーバーデンチャーをはずし、インプラントとアタッチメントシステム、人工歯をブラッシングすればＯＫ。お口の中は洗口剤でうがいをします（150ページ参照）。

清掃の際に、人工歯や床、アタッチメントシステムに異常がないか、チェックすることも大切です。ゆるみや破損などに早く気づき、すぐに修理することも、インプラント・オーバーデンチャーを長持ちさせるポイントです。

高齢の方でも清掃は自分でできますし、もし自分でできなくなっても、特別な専門知識がいるわけではないので家族や介護ヘルパーなどにお願いすることができます。

□全顎インプラントブリッジとインプラント・オーバーデンチャーの互換性

なんらかの事情で、全顎インプラントブリッジの上部構造を撤去しても、インプラントが残っていれば、それを利用してインプラント・オーバーデンチャーにすることもできます。患者さんによっては、途中からインプラントの本数を増やしたい、あるいは全顎インプラントブリッジに変えたいと希望する方もいます。その場合にも、インプラント・オーバーデンチャーなら柔軟に対応できます。

年月とともに、生活背景や患者さんの考え方は変わることもあります。将来に別の選択肢があることで、気持ちに余裕を持って治療に臨めると思います。

□インプラント・オーバーデンチャーのデメリットとは

インプラント・オーバーデンチャーのデメリットをあえてあげるとすれば、定期的なメンテナンスが必要で、メンテナンスのための維持費もある程度かかることと、患者さん自身による手入れ（清掃）が必要なことでしょう。

メンテナンスの費用は1回数千円から1万円程度で、3カ月ごとの通院となると、長期間使用するうちにそれなりの金額にはなります。最初にかかる費用が少なくてすむ一方、維持費がかかるのは確かですが、こまめにメンテナンスに通うことによって不具合などが早期発見でき、小さな修理でインプラント・オーバーデンチャーを長持ちさせられると考えていただければよいと思います。

□口腔環境を改善して人生を豊かに

歯を整えることにより、食べる、話すといったごく基本的なことにとどまらず、スポーツやカラオケなどの趣味を充実させることもできます。バラエティ豊かな食品をよくかんで食べ、人と交流し、趣味を楽しめるようになる。これはまさに生活の質の向上であり、人生が豊かなものになるはずです。活動的で日々幸せを感じている人は病気になりにくく、長生きできるともいわれていますので、〝人生100年時代〟をその通りに生きることだってできるかもしれません。

インプラント・オーバーデンチャーは、インプラントの埋め込みが問題なくできる程度に下あごの歯槽骨が残っているうちに行うのが理想です。歯槽骨があまり小さくなってしまうと、骨を増やす骨造成という処置が必要になるため、その分治療期間が長くなり、費用もかさみます。歯を失った年齢にもよりますが、60代から70代の前半くらいまでに行うと、インプラント・オーバーデンチャーの長持ちという利点も最大限に生かせますし、総入れ歯で悩む期間を短縮できます。

もちろん、もっと高齢になってから歯をすべて失ってしまったという人にも、インプラント・オーバーデンチャーは治療の選択肢になります。

下あごのインプラント・オーバーデンチャーの治療の流れ

第2章で、インプラント治療の流れについては一通り説明しました。インプラント・オーバーデンチャーも基本的に流れは同じですが、アタッチメントシステムの装着など、全顎インプラントブリッジにはないプロセスがあります（図15）。図解を交えながら、順に解説していきたいと思います。

(1) 診察と検査

患者さんが「やってよかった」と思えるような治療をするためには、治療前の準備が大切です。とくに、患者さんとの率直な話し合いは不可欠。話し合いのベースになるのは、患者さんがいま何に困っていて、どうなることを望んでいるのかということと、客観的な状況判断、つまり医学的データです。

同じ総入れ歯の患者さんでも、下あごの歯槽骨の吸収が進んだために入れ歯が動き、痛くて食事ができない方、総入れ歯の調整を何度も繰り返している方、歯

図15　下あごのインプラント・オーバーデンチャー治療の流れ

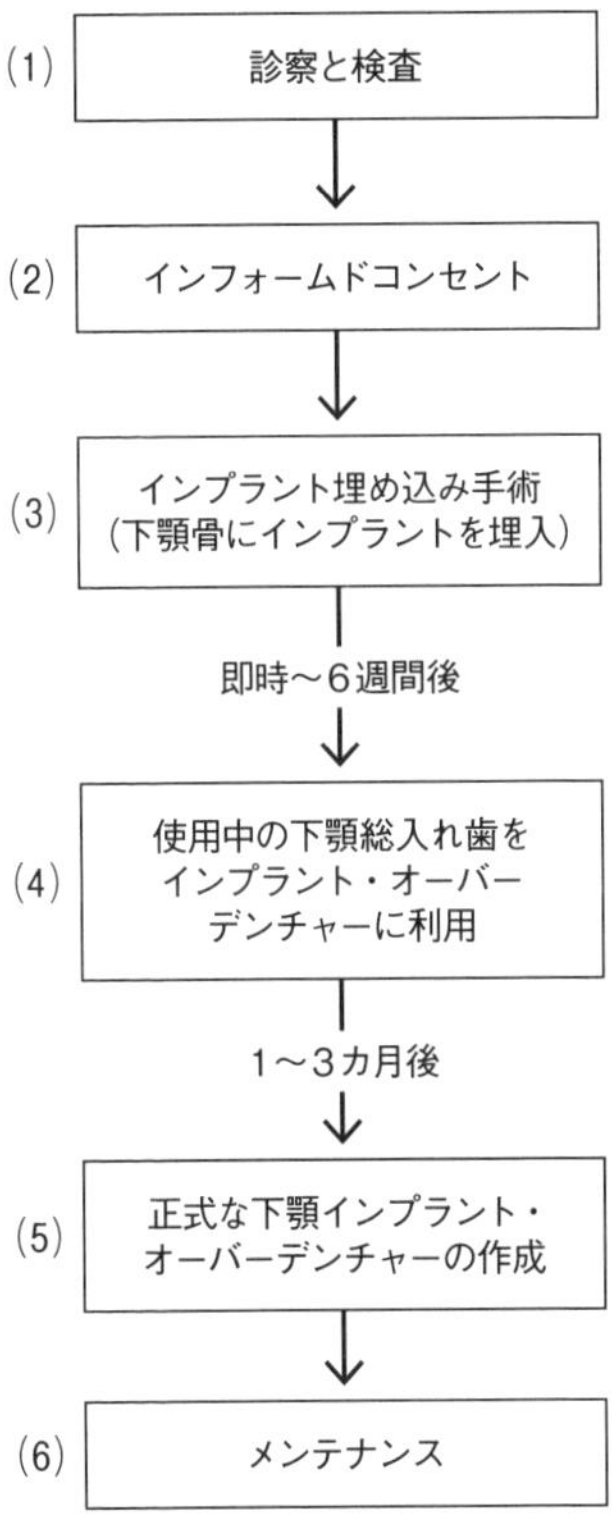

槽骨は十分に保たれているものの総入れ歯に不満があり、ほかの方法を探している方、総入れ歯以外の方法を求めて転医してきた方など、事情は一人ひとり違います。

話をよく聞き、口腔内を診察したあとで、総入れ歯のつくり直し、インプラント・オーバーデンチャー、全顎インプラントブリッジという3つの選択肢があることを伝え、それぞれの長所と短所について丁寧に説明します（**表1**）。

50代、60代のまだ若い患者さんは、これから先のことを考えてインプラント・オーバーデンチャーを選択することが多いです。80代以上の方は悩まれますが、90代でインプラント治療に積極的な方もいます。

□治療に向けた検査

①問診

問診は、治療を安全に行うために欠かせないプロセスです。

まず、現在治療中の病気があるかどうか（現病歴）と、いままでにかかった病気（既往歴）があるかどうかお聞きします。とくに重要なのは、高血圧症、糖尿

表1　総入れ歯、インプラント・オーバーデンチャー、全顎インプラントブリッジの比較

比較項目	従来の総入れ歯	インプラント・オーバーデンチャー	全顎インプラントブリッジ
かむ力（咀嚼力）	弱い	やや強い	強い
咀嚼時の動揺	あり	ほとんど無し	無し
顔形（審美）の回復	できる	できる	できない場合もある
自分ではめはずし	できる	できる	ネジ固定されている
口腔清掃	簡単	簡単	難しい
手術	なし	あり：インプラント1〜4本	あり：インプラント4本以上
経済的負担	少ない	やや大きい	大きい

病、骨粗鬆症、喘息、心疾患、脳血管障害、糖尿病、肝機能障害、腎機能障害など、全身状態に関わる病気の有無と、その治療のために服用している薬の名前です。薬の手帳を必ず見せてもらいます。

・高血圧

血圧は一般的に最高血圧（収縮期血圧）が１４０㎜Hg以上、最低血圧（拡張期血圧）が90㎜Hg以上を高血圧といいます。血圧は年齢とともに上がる傾向があり、中高年になると高血圧の人が増えます。また、血圧は精神的なストレスの影響で上がるため、普段、家庭で測

定するときには正常値という人でも、診療室で測ると高くなることがあります。とくに高齢者は若い人に比べて緊張、恐怖、痛みに敏感なので、医療的な処置で急に血圧が上がることもめずらしくありません。

血圧が高い方の場合、内科医と相談し、血圧を下げる薬（降圧薬）の内服または、静脈内鎮静法で血圧を安定させるなどしてインプラント手術を実施するか、あるいはインプラント手術を中止するか検討します。

・糖尿病

糖尿病があっても、きちんと治療されていれば問題ありません。しかし、血糖コントロールが不良だと細菌感染しやすく、傷が治りにくい傾向があるので、かかりつけの内科医にインプラント手術が可能か確認します。

・喘息

喘息も症状がコントロールされていれば問題ありませんが、万が一、手術中に発作が起きてしまった場合に適切に対処するために、治療の状況や発作時の対応について確認します。

・骨粗鬆症

骨粗鬆症は骨がもろくなる病気で、高齢になるほど患者数が増加します。とくに女性の場合、閉経して女性ホルモンの分泌が減ると骨密度も低下しやすく、骨粗鬆症になる人が増えます。

骨粗鬆症の有効な治療薬であるビスフォスフォネート製剤や抗ランクルモノクロール抗体を内服、あるいは注射をされている人は非常にまれではありますが、歯を抜いたりする観血処置のあと、副作用として顎骨の壊死を起こすことがあります。顎骨壊死は、骨の組織が死んでしまうことであり、一旦壊死を起こすと、なかなか治りにくく、治療が長引きます。さらに症状が進んでしまうと、壊死した骨を取り除く必要があり、ときに、あごの一部を切除しなければならなくなることもあります。そのため、これらの治療薬を内服あるいは注射されている方にはインプラント手術は避ける方が、賢明だと私は説明しています。

・金属アレルギー

インプラントにはアレルギーを起こしにくい金属（チタン、チタン合金など）が使用されていますが、まれに金属アレルギーを起こす方もいます。金属アレルギーのパッチテストを皮膚科で受けたことがある患者さんに対しては、どの金属で陽性の反応が出たかをお聞きします。

アレルギーの簡易検査として、同種類のインプラントを切削して作成した粉砕粉を前腕の内側に盛り、絆創膏で固定します。そして2日後に粉砕粉の接触した部位に発赤などのアレルギー症状があるかどうかを確認します。アレルギー症状があれば、皮膚科へ紹介します。

・服用している薬

現在服用されている薬についてお聞きします。例えば、心疾患や脳血管障害で血液をサラサラにする薬を飲んでいる方は、薬の影響で血液が止まりにくいため、場合によってはインプラント手術の1週間くらい前から休薬していただく必要があります。その場合、かかりつけの内科医と十分に相談して治療方針を決めることになります。

服用されている薬を把握することは、手術を安全に行うために大切です。

・喫煙歴

喫煙歴も問診の重要なポイントです。喫煙には、切開した傷口の治癒が遅くなる、ニコチンの作用でインプラントが骨と癒合しにくくなる、唾液の分泌が減るためインプラント周囲炎になりやすいといったリスクがあります。喫煙している人は禁煙するのが望ましいですが、少なくともインプラント治療中は禁煙し、喫煙を再開した場合は口腔清掃を毎日丁寧に行い、メンテナンスの定期検診も欠かさず受けるようにしましょう。

これらのほかにも、薬に対するアレルギーの有無、以前、抜歯時に血が止まらなかったり、麻酔が効かなかったことがあるかどうか、また、気分が悪くなったかなどを問診します。

最後に、第2章でも説明しましたが、重症の心臓病の方、人工透析をしている、末期がんの方はインプラント治療が行えないため、インプラント・オーバーデンチャーも残念ながらできません。

②口腔内診査

残っている歯に、虫歯や歯周病がないかチェックします。これらの菌がインプラントを埋め込んだところに感染すると、インプラントが骨と癒合しないこともあるので、虫歯や歯周病の有無を確認し、もしあれば治療（歯周基本治療）を行います。

そのほかに、口腔内の粘膜の状態や、あごの関節の状態、唾液の分泌の状態などを診察します。

③血液検査（表2）

インプラント手術に耐えられるか、全身の状態を把握するために血液検査を行います。ご本人に自覚症状がなくても、糖尿病やウイルス性肝炎があったり、肝機能や腎機能が低下していることもあるため検査は必須です。最近3カ月以内に血液検査を行ったという方の場合は、そのデータを持ってきていただき、異常がないか確認します。

④画像検査

表面からでは確認できないあごの骨の状態などを知るためにパノラマエックス線検査とCT検査を行い、それをもとに治療計画を立てます。

・パノラマエックス線検査

下あごの骨の状態を把握するために、口腔全体をパノラマエックス線で撮影します。パノラマエックス線検査は一般のエックス線検査と違い、鼻から下あごまでの全体像を撮影できます。上下のあごの骨（歯槽骨、基底骨など）やあごの関節の状態がわかるので、治療計画を立てるためには欠かせません。

・CT検査

インプラント治療計画をさらに進めるには、CT検査も必須です。撮影した画像をコンピュータ処理して3D立体画像を作成することも可能で、上下のあごの状態を3次元的に理解するのに役立ちます。

インプラントを埋め込む部位の歯槽骨について、骨量（高さ、幅）、骨質（硬さなど）がわかるほか、神経や血管の走行位置も確認できます。手術で神経や血管を傷つけることは、

表2　血液検査から得られる情報

・貧血の有無
・出血傾向の有無 （血が止まりにくくないか）
・糖尿病の有無
・肝機能
・腎機能
・感染症の有無　など

絶対に避けなければなりません。例えば、オトガイ孔という穴から出ている下歯槽神経は、下あごの歯と唇周囲の感覚を支配しているため、傷つけてしまうと、唇が常にピリピリしたり、あるいは無感覚になるといった後遺症が残ります。無感覚になった場合は、飲み物を飲んでもこぼれているのに気がつかないなど、日常生活に支障が出ます。

ＣＴで立体画像を作成し、オトガイ孔から十分離れた位置にインプラントを埋め込めば神経を傷つけたり、血管を傷つけたりする心配はありません。最近は、立体画像上で手術のシミュレーションも行えるため、的確な治療計画を立てることができます。

術前に入念なシミュレーションを行うことは、手術の安全確保、手術時間の短縮、そして患者さんの体の負担軽減につながります。

⑤口腔内写真

治療計画を立てるための資料として、口腔内の写真も撮影します。

□診断用顎堤模型の作成

パノラマエックス線写真とCT画像をもとに、治療計画を立てる資料として診断用顎堤模型を作製します（図16）。診断用顎堤模型は、患者さんに説明するときにも役立ちます。模型を用いた説明は、治療計画を正しく理解していただくためにも必要です。

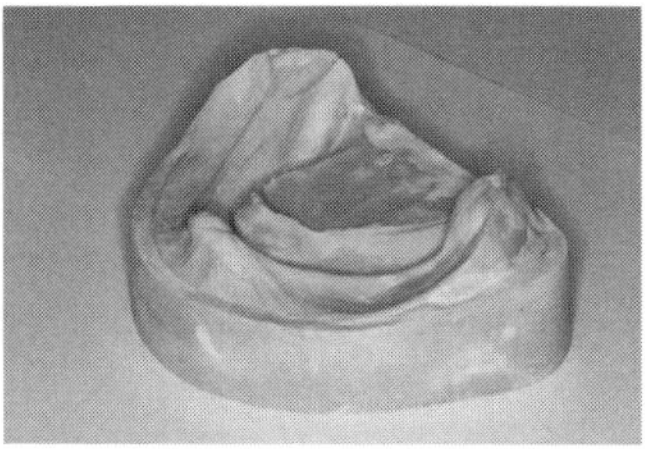
図16　下あごの診断用顎堤模型

□治療計画の立案

検査結果をもとに診断を行い、画像や診断用顎堤模型を資料にして、インプラントのサイズ（長さ、太さ）や形状タイプの選択、埋め込む角度などを検討します。インプラントを何本埋め込むのが適切か、アタッチメントシステムはどのタイプがよいか、人工歯や床の材質はどうするかなど、詳細な治療計画を立てます。

(2) インフォームドコンセント

インフォームドコンセントとは、説明と同意という意味です。検査の結果と診断、患者さんの希望も踏まえた治療計画、そしてインプラント・オーバーデンチャーのメリットとデメリットについて再度説明し、インプラント・オーバーデンチャーを選択するかどうか最終的な判断を患者さんにしていただきます。

□一般的な説明事項

・インプラント・オーバーデンチャーとそのほかの治療法との比較や、メリットとデメリット（69ページ参照）
・アタッチメントシステムの種類と比較、それぞれのメリットとデメリット
・インプラント・オーバーデンチャーの寿命
・治療期間
・治療にかかる費用
・麻酔法、痛みや手術後の状態
・治療の方法やそれに伴う骨移植、軟組織移植などの全処置の有無と体への負

担（侵襲）
・体に対して使う手術材料の安全性とリスク
・経過不良のリスクと合併症
・経過不良の場合の対処
・回復後の状態
・メンテナンスと術後の管理費用
・検査資料や口腔内写真、ＣＴなどの画像の解析

これらの説明は、インプラント手術前に必ず行わなければなりません。なぜなら、患者さんにきちんと理解していただかないと治療ができないからです。説明内容と治療計画でわからないことや疑問があれば、納得できるまで説明を求めましょう。

患者さんが納得し、同意が得られれば、同意書に自筆のサインと捺印をしていただきます。私の場合、同意書はふた通り用意しています。ひとつはインプラント・オーバーデンチャー治療にかかるすべての費用の同意書、もうひとつはイン

プラント手術の同意書です。

患者さんがインプラント・オーバーデンチャーを躊躇する主な理由は、高額な費用と手術への恐怖です。疑問を残さないよう十分に説明を聞き、ご自身の納得のいく判断をされることが大切です。

手術日については、同意書へのサインと捺印を終えてから患者さんと話し合って決めます。

(3)インプラント埋め込み手術

手術にかかる時間は、インプラント1本の場合、受付から帰宅するまで全体で1時間30分くらいですが、インプラントの本数が増えればその分長くなり、また患者さんの下あごの状態によっても異なります。術後に余裕をもって過ごせるように、その日のスケジュールを調整しましょう。

前日は十分に睡眠をとるなど体調を整えることも大切です。

□手術当日の流れ

①受付

体調に変化がないかお聞きします。

②バイタルサインのチェック

血圧や脈拍などを測定し、異常がないことを確認します。

③口腔内洗浄、消毒

可能なかぎり滅菌状態を心がけてインプラント手術を行います。口腔内の天然

図17　手術当日の流れ

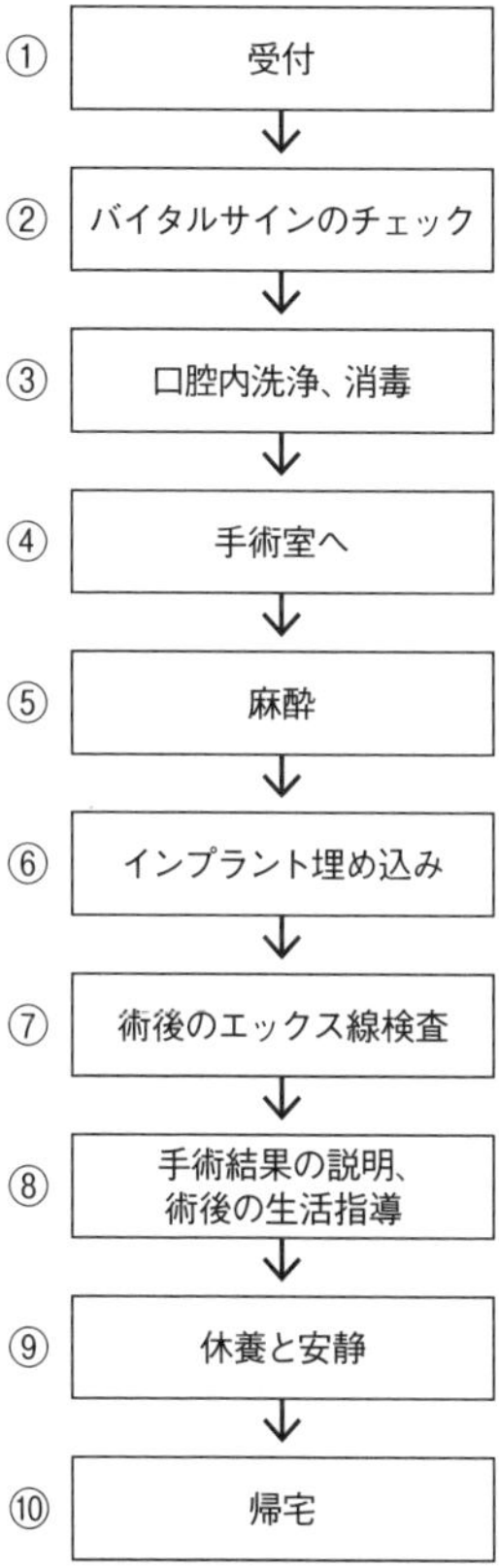

歯や人工歯には歯石、歯垢（プラーク）や食物残渣が付着し、多くの細菌が存在しています。インプラント手術前にまず歯科衛生士が天然歯や人工歯の歯石、歯垢、食物残渣を取り除き、歯面を清掃します（ＰＭＴＣ：専門的機械的歯面清掃）。ただ、プラークの塊を取り除き、歯面清掃をしても、手術部位の一般細菌の種類はほとんど変化しておらず、滅菌に近い状態とはいえません。口腔内には天然歯、人工歯ばかりではなく、歯ぐき、口腔粘膜、舌、咽頭などがあり、それらにも細菌が付着、口腔内を遊走しています。そこで、さらに洗口液を使用する必要があります。口腔内に50㎖の洗口液を含み、30秒間すすいで、吐き出してもらいます。

④手術室へ

まず、歯科衛生士が口のまわりを中心に顔の消毒を行います。次に、手術用のシーツ（サージカルドレープ）を顔と体にかけます。このシーツは、鼻と口元が入る楕円形の穴が開いており、呼吸は楽にできますが、目の部分は隠れるようになっています。穴の周囲には粘着テープがついております。シーツを取り付ける時は、大きく口を開けてもらい、シーツと顔面を密着させて、手術部分の感染予防を行います。

また、生体情報モニタ機器を取り付け、血圧、血中酸素飽和度、心電図、脈拍数等を監視しながら手術を行っていきます。症例によっては歯科麻酔医についてもらうこともあります。

⑤麻酔

インプラント手術は基本的に、抜歯するときなどと同じ局所麻酔で行います。局所麻酔注射の痛みを軽減するために、注射針を刺す部位の粘膜に表面麻酔剤を塗り、5分たってから局所麻酔注射を行います。

局所麻酔注射の痛みを、軽減させるための工夫がいろいろなされています。私の場合は、表面麻酔剤滞留装置をつくり、表面麻酔効果を高めて少しでも患者さんが痛みを感じないように配慮しています。

恐怖心や不安の強い方には、静脈内鎮静法を併用することもあります。鎮静薬や麻酔薬を点滴で投与するので、患者さんは少しもうろうとし、意識はあるけれども痛みは感じないという状態になります。

局所麻酔後、麻酔が十分に効くのを待って手術を始めます。

⑥インプラント埋め込み

手術は図18のような手順で行います。

インプラントを複数本埋め込む場合は、なるべく平行に埋め込む必要があります。

図18　手術の手順

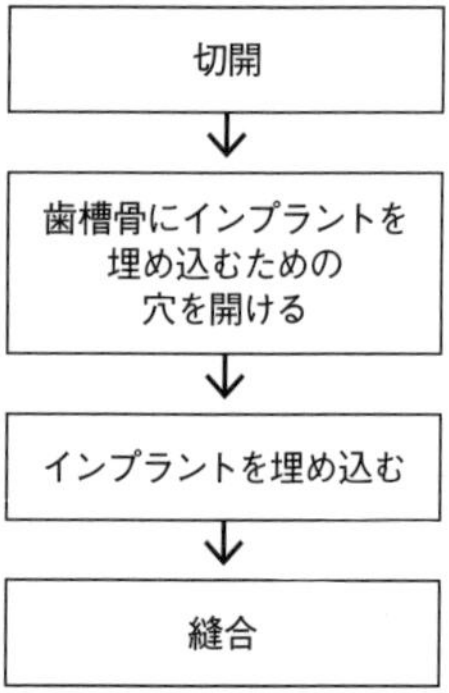

切開
歯槽骨にインプラントを埋め込むための穴を開ける
インプラントを埋め込む
縫合

そのために、ＣＴの３Ｄ立体画像で手術シミュレーションを行い、埋め込み部位、埋め込み方向と深さのデータをもとに作製した、サージカルガイドプレートという道具を使ってインプラントを埋め込むこともあります。

⑦術後のエックス線検査

インプラントが適切な位置に入っているか、エックス線検査で確認することもあります。

⑧手術結果の説明、術後の生活指導

実施した手術について説明し、インプラント・オーバーデンチャーの着脱（はめはずし）の仕方など基本的な取り扱い方法と、清掃法、帰宅後の生活について注意事項などをお伝えします。

とくに問題がなければ次回の受診は1日後、1週間後、6週間後です。それまで、もともと使用していた総入れ歯を使って生活していただきます。

傷に対しては抗生物質、痛みに対しては、頓服の鎮痛薬を処方します。また、緊急時の連絡先などをお伝えします。

心配なことがあれば、このときに遠慮なくたずねるようにしましょう。

□インプラント手術後の注意点

- 硬い食べ物、熱い食べ物、刺激物などは避ける
- アルコールは避ける
- 禁煙する
- 激しい運動は避ける

・当日は湯船に入らずシャワーのみ
・異常があれば手術を行った歯科医院に連絡する　など

(4)使用中の総入れ歯をオーバーデンチャーに利用

多くの場合は、インプラントを埋め込んでから1～6週間後に、アタッチメントシステムをインプラントと使用中の総入れ歯に取り付けます。アタッチメントシステムを取り付けた総入れ歯を「仮歯」に転用することで、仮歯を作製する費用をおさえることができます。

仮歯は、床粘膜面を調整してかみ合わせをよくした状態で経過を診ます。仮歯を毎日使いながら、食事が問題なくできるか、かみ合わせが低くないか、痛みはないか、仮歯が動いたりはずれたりしないか、顔立ちはこれでいいかなどを患者さんにチェックしてもらいます。不具合があればそのつど調整を加えます。この仮歯を参考に、正式なインプラント・オーバーデンチャーを作製するので、きちんと合うように整えていくことが大切です。

患者さんの希望によっては、仮歯を付けるプロセスをなくし、手術を行ったその日に総入れ歯をそのままインプラント・オーバーデンチャーとして使用するケース（「即時」という）もあります。

(5)正式なインプラント・オーバーデンチャーの作製と装着

正式なインプラント・オーバーデンチャーの作製と取り付けは、通常、仮歯を入れてから1～3カ月後に行います。

オーバーデンチャーの床は、レジン製だと破折（割れてしまうこと）の恐れがあるため、私は金属製をお勧めしています。アタッチメントシステムの種類にもよりますが、とくにバーアタッチメントシステムの場合は、歯土手とオーバーデンチャーの間に高さと空間を要します。その分、床粘膜面部位が薄い造りになるので、レジン製よりも耐久性のある金属製の方が長持ちします。

□インプラント・オーバーデンチャーの仕組み

インプラント・オーバーデンチャーの仕組みと各部品について、少し詳しく解説しましょう。インプラント・オーバーデンチャーは、インプラント（歯槽骨内

図19　インプラント・オーバーデンチャーの仕組み

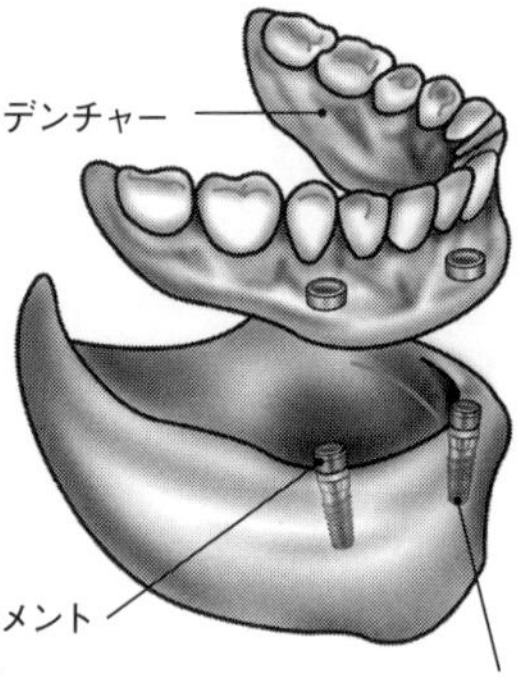

に埋め込まれている人工歯根）、アタッチメントシステム（インプラントとオーバーデンチャーを連結するための装置＝維持装置）、オーバーデンチャー（床に人工歯のついた総入れ歯。床粘膜面にアタッチメントシステムの部品付き）という、3つの部分で成り立っています（図19）。

・インプラント

インプラントはチタン製が多く、棒のような形でスクリューが付いているタイプがほとんどです。チタンは骨とよく癒合する素材ですが、表面に酸処理をしてざらつかせるなどしてさらに工夫が施されています。骨としっかり癒合すると、高い維持力を発揮します。

チタン製のインプラントが入ると、インプラント周囲の歯槽骨が吸収されてい

図20　インプラントの本数と埋め込み位置

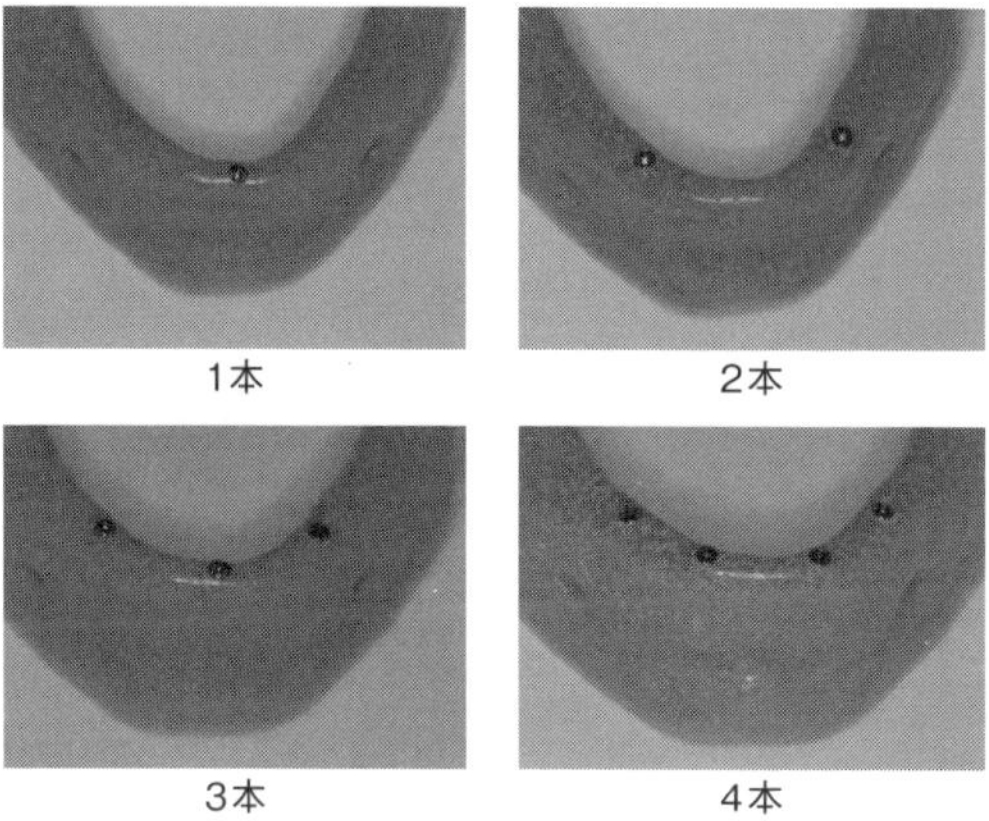

オトガイ孔：下顎骨の左右前面のくぼみ

くと同時に新しい骨がつくられ、8～12週間でインプラントと骨が癒合します。これは、オッセオインテグレーションと呼ばれる生体反応で、インプラントが長期に安定する大きな要因です。インプラント・オーバーデンチャーが、インプラント1本から最大4本でしっかり安定する理由はここにあります。

インプラント1本で支える場合は、下あごの真ん中に埋め込むのが普通です（図20）。インプラント2本の場合は、特別な理由がない限り左右の犬歯部分に埋め込み

図21　アタッチメントシステムの種類

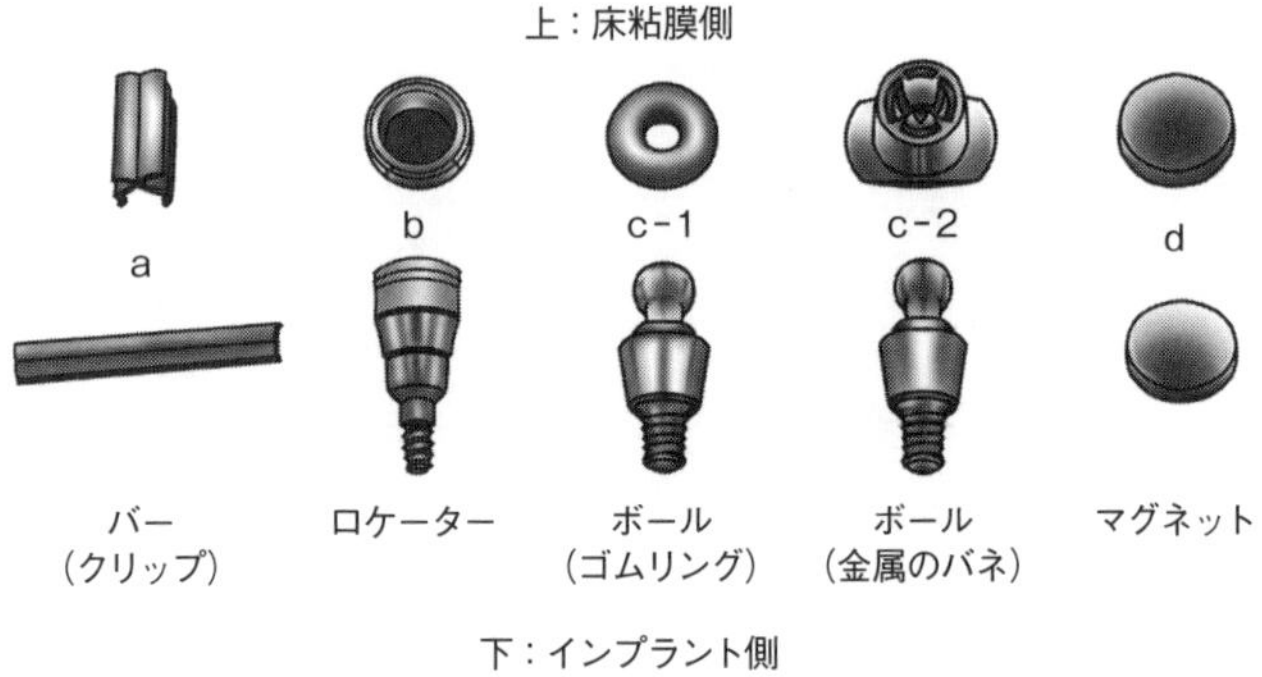

ます。インプラント3本の場合は下あごの真ん中と左右の犬歯部分、4本の場合は、左右のオトガイ孔間に4本均等に埋め込みます。3本、あるいは4本インプラントを埋め込むと、インプラントがしっかりオーバーデンチャーを支えてくれるため、オーバーデンチャーの床の辺縁を短くすることができます。その場合は、インプラントとオーバーデンチャーを連結するアタッチメントの選択が重要になります。

　インプラントのサイズは、埋め込む部位の歯土手の高さと幅によって決まりますが、直径4㎜前後、長さ10㎜前後のものが多く使用されます。

・アタッチメントシステム

アタッチメントシステムには、バー（クリップ）、ロケーター、ボール（ゴムリングまたは金属のバネ）、マグネットの4種類があります（図21、22）。それぞれ特徴があり、患者さんの口腔内の状態などによって使い分けます。

a：バー（クリップ）アタッチメントシステム

インプラント上部に取り付けたメタルコーピング同士を連結したバーに、オーバーデンチャー床粘膜面に取り付けたクリップをかまして固定されます。

b：ロケーターアタッチメントシステム

インプラント上部に金属の部品、オーバーデンチャー床粘膜面にキャップ状の部品を取り付けます。キャップ内にはシリコン製の部品がセットされており、金属の部品の頭がキャップに入ると固定されます。

c－1：ボールアタッチメントシステム（ゴムリング）

インプラント上部にボール状の金属部品（オス部）、オーバーデンチャー床粘膜面にゴムリング（Oリング）（メス部）を取り付けます。ボール部分をゴムリングに差し込むことで固定されます。

c－2：ボールアタッチメントシステム（金属のバネ）

インプラント上部にボール状の金属部品（オス部）、オーバーデンチャー床粘膜面に金属製のバネ機構（メス部）を取り付けます。ボール部分をバネ機構に差し込むことで固定されます。

d：マグネット（磁性）アタッチメントシステム

インプラント上部にキーパーという金属のプレート、オーバーデンチャー床粘膜面にマグネット体を取り付け、磁気によって固定されます。マグネットは長期間使用しても維持力（固定する力）が低下しませんが、維持力は、ほかのタイプに比べて弱いです。

図22　アタッチメントシステム

a：バー（クリップ）アタッチメントシステム

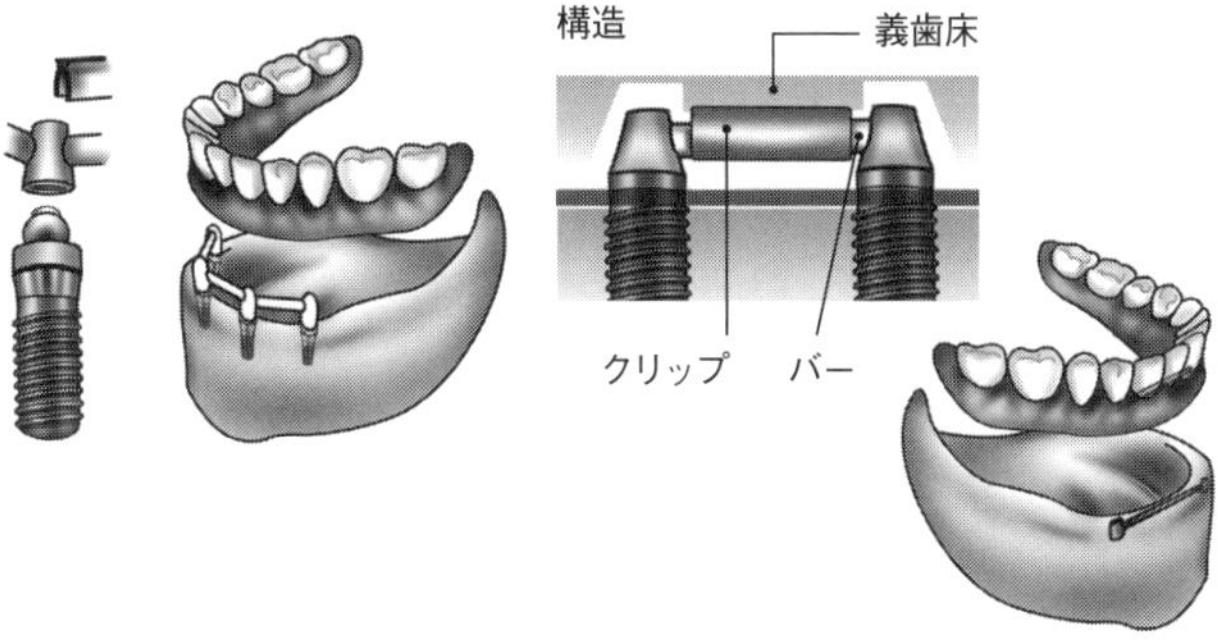

b：ロケーターアタッチメントシステム

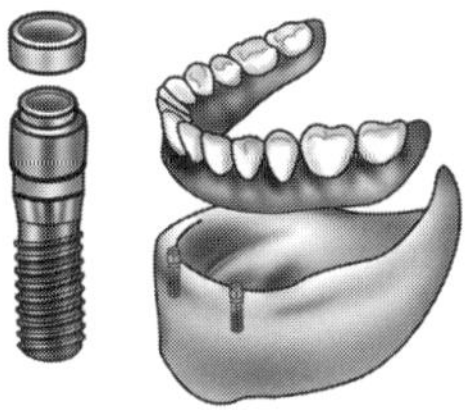

c：ボールアタッチメントシステム

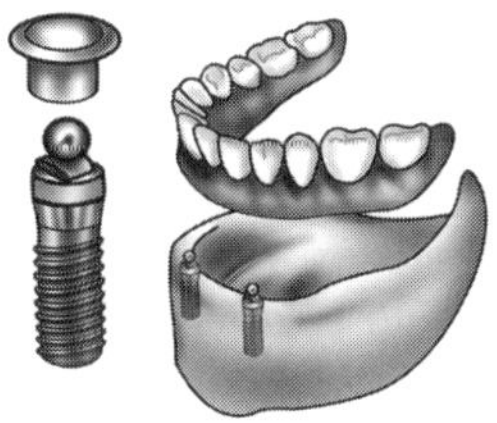

d：マグネットアタッチメントシステム

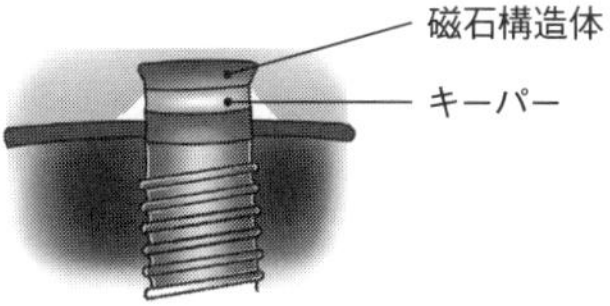

(6) メンテナンス

患者さんがメンテナンスで来院した際、私が真っ先にうかがうのは、食事ができているかどうかと、痛いところや違和感のあるところがないかということです。それを確認してから、歯科衛生士によるインプラント・オーバーデンチャーの清掃、アタッチメントシステムのパーツの点検、咬合の点検、床粘膜面の調整を行います。

メンテナンスは、支持療法（サポーティブケア）ともいい、目的は主に次の3つです。

・インプラント補綴の口腔内での長期安定
・インプラント周囲炎の早期発見と早期治療によるその進行の予防
・口腔内に発症する他の疾患や症状の早期発見、適切な治療の機会の増加
『口腔インプラント治療指針2012』（日本口腔インプラント学会編）

継続的なメンテナンスは、インプラント・オーバーデンチャーを不具合なく、

長く安定して使うために不可欠です。たとえ自分自身では異常を感じなくても、基本的に3カ月に1回はメンテナンスに通いましょう。毎日の清掃をどんなに丁寧に行っていても、取りきれない汚れが少しずつたまり、細菌の温床（プラーク）になります。歯科衛生士による清掃、つまりプロフェッショナル口腔ケアは、このプラークを取り除き、インプラント周囲粘膜炎やインプラント周囲炎といったトラブルを防ぐために有効です。プラークを取り除いて口腔内の環境を整えることをプラークコントロールといいますが、これを怠らないことがインプラント・オーバーデンチャーを長持ちさせることにつながります。

患者さんが毎日行う家庭での清掃技術の向上にも、メンテナンスは役立ちます。インプラント・オーバーデンチャーの清掃は決して難しくありませんが、ブラッシングの仕方というのはその人の長年の習慣なので、ゴシゴシ強くこするなど、よくないクセがついていてもなかなか直せないものです。歯科衛生士のブラッシング指導を継続的に受けていただくことにより、少しずつクセを改善させていきます。

私は、歯科衛生士が清掃したあと、必ず患者さんと落ち着いて話す時間をつくっています。それは、患者さんにメンテナンスや口腔清掃に対するモチベーションを保ち続けていただくためですが、日常のことなども話すうちに患者さんはすっきりするようで、メンテナンスの通院を楽しみにしてくださる方が少なくありません。

メンテナンスの頻度は、遠方からの通院など患者さんの事情によっては6カ月に1回ということもあります。口腔清掃が上手にできているか、インプラント・オーバーデンチャーやアタッチメントシステムに問題はないかなど口腔内の状態に応じて、患者さんと相談の上、1カ月から6カ月に1回の頻度で通院していただいています。

□患者さん自身が行う毎日の清掃

インプラントとアタッチメントシステムの清掃は、普通の歯ブラシでもかまいませんが、できればワンタフトブラシや歯間ブラシを使いましょう。その方が細かい部分にブラシが届きやすく、効果的です。ゴシゴシ強くこすると、粘膜を傷める原因になるので、適度な力で細かくブラシを動かすのが上手なブラッシングのコツです。

インプラント・オーバーデンチャーの場合、インプラントやアタッチメントシステムが前歯および犬歯の部分にあるため清掃はしやすいですが、鏡を見ながら行うと、汚れの見落としを防ぐことができます。

ブラッシング後は、洗口液で口腔内全体を洗い流します。

夜間はインプラント・オーバーデンチャーをはずして寝ていただくので、寝る前に清掃を行う習慣をつけるとよいでしょう。

図23 インプラントと、歯土手側のアタッチメントシステムの清掃

ボールアタッチメントシステムの場合

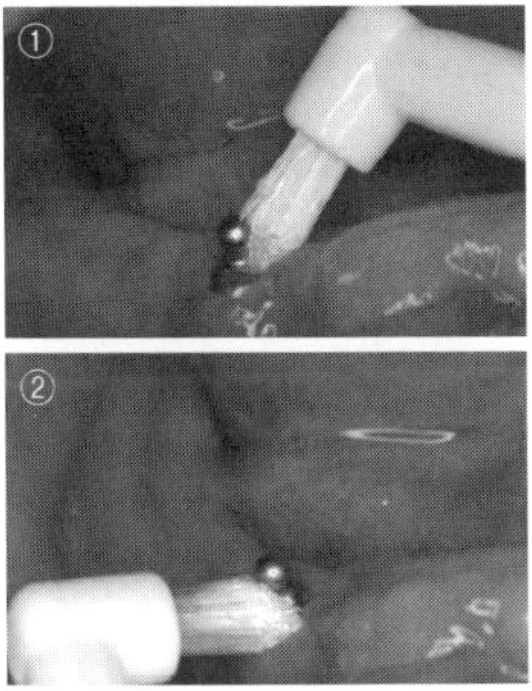

バー(クリップ)アタッチメントシステムの場合

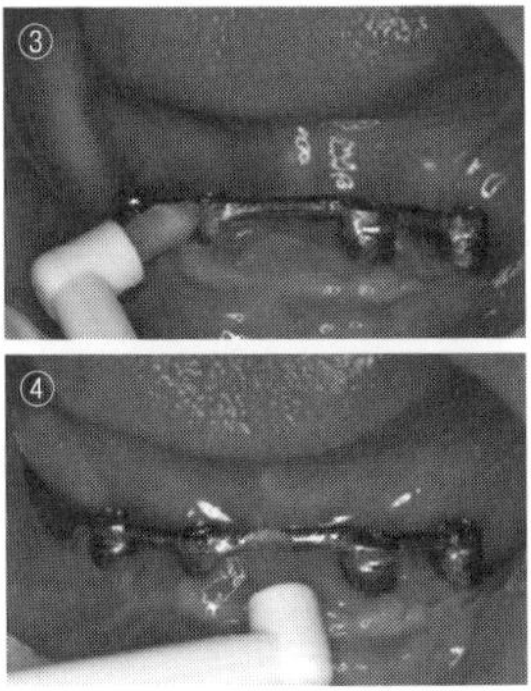

図24　オーバーデンチャーの清掃

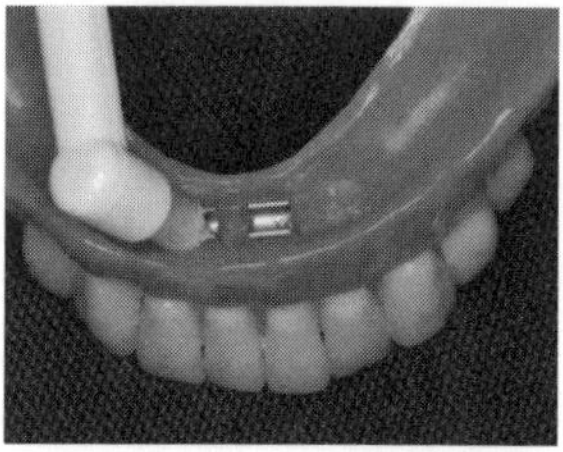

①インプラントと、歯土手側のアタッチメントシステムを清掃する（図23）
②洗口液でうがいをする
③オーバーデンチャーは、総入れ歯と同じようにはずして清掃する。床粘膜についているアタッチメントシステムを丁寧に清掃する（図24）

インプラント・オーバーデンチャーができない人とは

インプラント・オーバーデンチャーの適用範囲は広く、年齢制限もありません。歯を抜いて長年そのままにしておくと、個人差はありますが、そのまま歯のまわりにあった歯槽骨が吸収されて基底骨だけになってしまうことがあります。

そうなると、インプラント埋入に必要な骨量（高さと幅）が確保できず、また、

図25　下顎インプラント・オーバーデンチャーに必要な下顎骨の部位

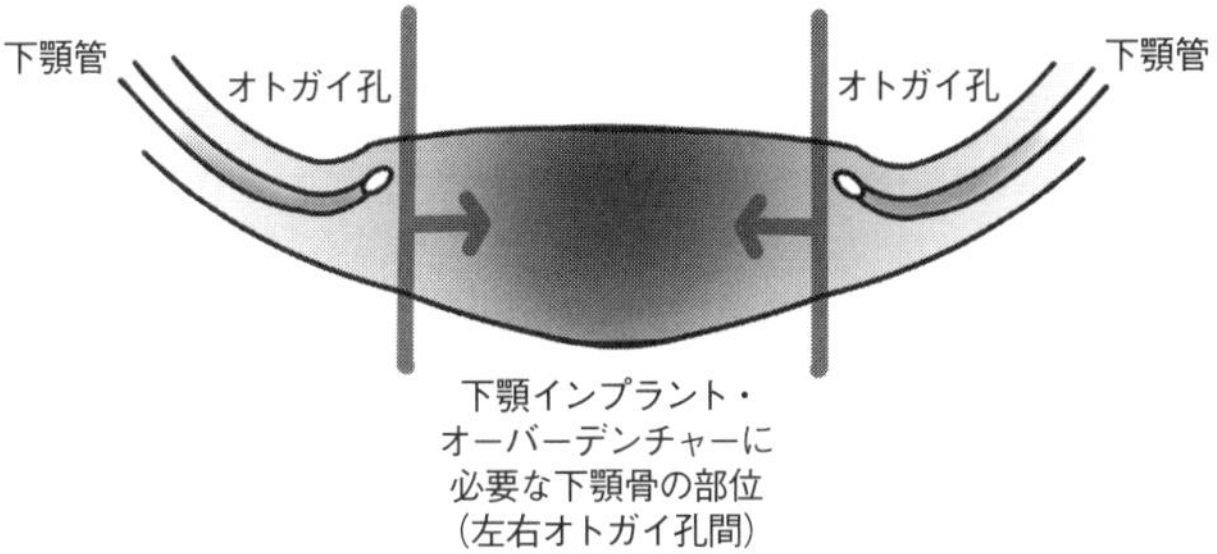

スポンジ状でやわらかくもろくなっている骨質ではインプラントの埋入固定ができず、インプラント・オーバーデンチャーはできません。適切な骨量と骨質が必要になってきます。骨粗鬆症の治療でビスフォスフォネート製剤や抗ランクルモノクロール抗体を内服あるいは注射している場合は、その薬の副作用により、まれに顎骨壊死（79ページ参照）が起こることがあるので、お勧めできません。歯槽骨の高さや幅が減ってしまった人で、どうしてもインプラント・オーバーデンチャーを強く希望される場合は、足りない骨を補う骨増生法を行います。下顎インプラント・オーバーデンチャーに必要な下顎骨の部位は左右オトガイ孔間です（**図25**）。費用（10～50万円）はかかります。顎骨で行われ

る骨増生では、「骨移植法」、「骨誘導再生法（ＧＢＲ法）」「上顎洞底挙上法」（34ページ参照）などがあります。

・骨移植法

移植する材料として、自家骨、同種骨（他家骨）、異種骨、骨補填材がありますが、自家骨が一番安全で臨床応用されています。必要な骨量や形状から、自家骨は口腔内の下顎枝などから採取しますが、口腔外からの採取は腸骨や脛骨で行われます。骨補填材としては、合成アパタイト（ＨＡ）、リン酸三カルシウム（β－ＴＣＰ）がよく使用されています。移植材としては吸収されるのが望ましく、β－ＴＣＰは吸収されます。ＨＡは吸収されませんが、最近厚労省認可された炭酸ハイドロアパタイトは吸収されます。自家骨採取には、別途に手術する必要があり、同種骨、異種骨には感染の問題があり、吸収性の骨補填材が多用されています。

図26　骨誘導再生法（GBR法）

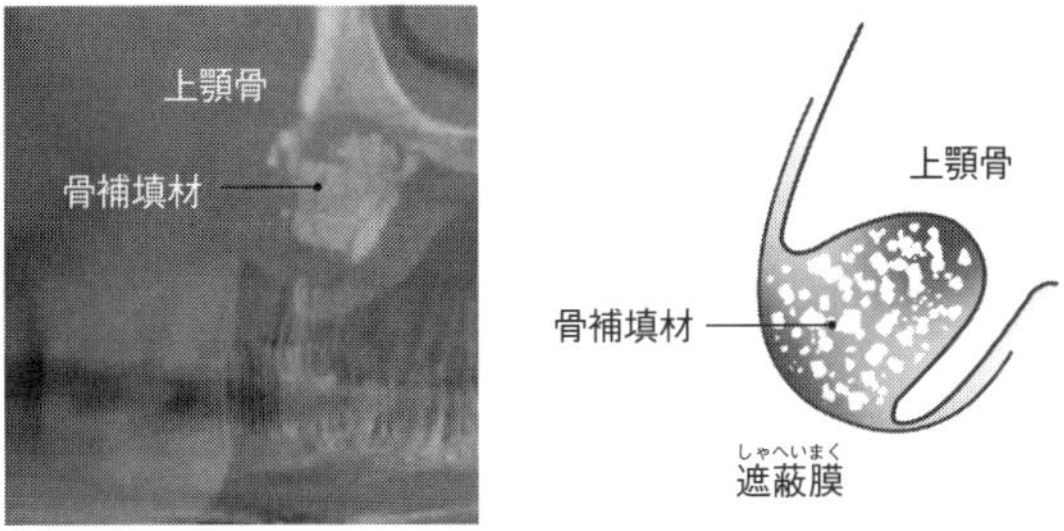

・骨誘導再生法（GBR法）（図26）

歯槽骨の欠損部位や歯槽骨にさらに骨を増生したい部位を空間になるように特殊な薄い膜（遮蔽膜《しゃへいまく》）やチタンメッシュで覆い、軟組織が中へ入らないようにして、骨が増生するのを促す方法です。骨増生をより確実にするために、空間の部位に自家骨や骨補填材を充填します。個人差はありますが、6カ月から9カ月後にインプラントの埋入が可能になります。

第4章

インプラント・オーバーデンチャーで食べる楽しみを取り戻した人々

Case 1

食事のとき下あごの総入れ歯がはずれて困っていたが、インプラント・オーバーデンチャーでしっかりかめるようになった

70歳／男性／治療時60歳　メンテナンス歴10年

この患者さんは下あごの総入れ歯が食事のときはずれて困るので、動かないようにしてほしいとの訴えで来院されました。初診時の年齢は60歳です。

経緯を聞くと、最近別の歯科医院で抜歯し、総入れ歯にされたとのことです。上あごも総入れ歯ですが、そちらは問題なく、下あごだけが合わないといわれました。

図27－1は、術前のパノラマエックス写真（**図27－1**ⓐ）および下あごの口腔内写真（**図27－1**ⓑ）です。この方は、下あごの歯槽骨は十分に残っているものの、左右の舌側に骨のこぶ（骨瘤）があり、このこぶが総入れ歯の安定を邪魔していると考えられました。こぶを切除すれば、いま使っている総入れ歯を調整、

図27-1

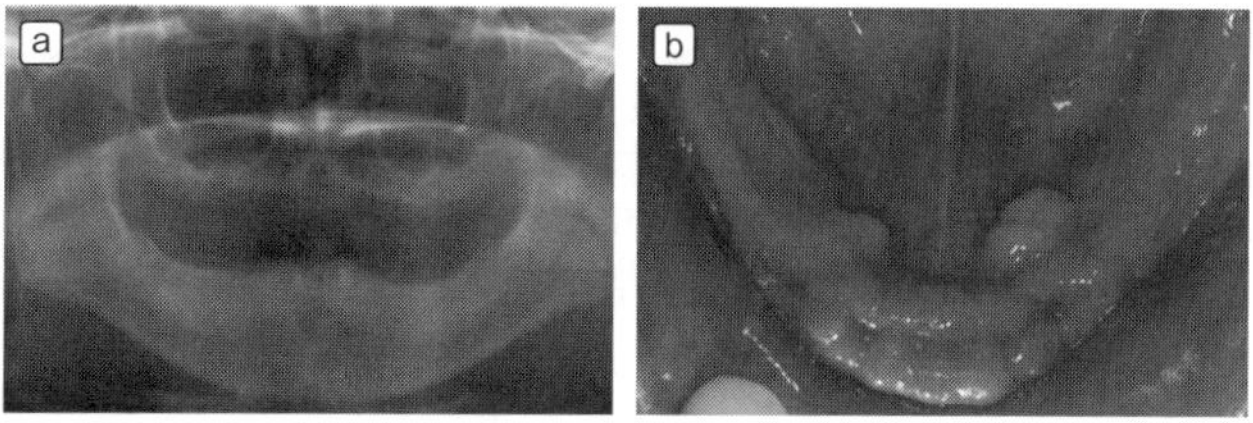

a　術前に撮影した、口腔内全体のパノラマエックス線写真。歯槽骨は高さも幅も十分にある。
b　下あごの口腔内写真。左右舌側に骨のこぶ（骨瘤）があり、総入れ歯の安定を妨げている。

あるいは総入れ歯をつくり直して安定させられる可能性があります。そのように説明しましたが、ご本人はこぶを切除するよりもインプラント治療を希望されました。そこで、インプラント治療には、固定式の全顎インプラントブリッジと、着脱可能なインプラント・オーバーデンチャーの2種類があることを説明すると、インプラント・オーバーデンチャーを選択。インプラントは2本、アタッチメントシステムはボールアタッチメントを2個取り付けるということで同意されました。

インプラント埋め込み手術を行ったのは2008年3月です。インプラントは、左右の犬歯部分に埋め込みました。

3カ月後、ボールアタッチメントシステムを

図27-2

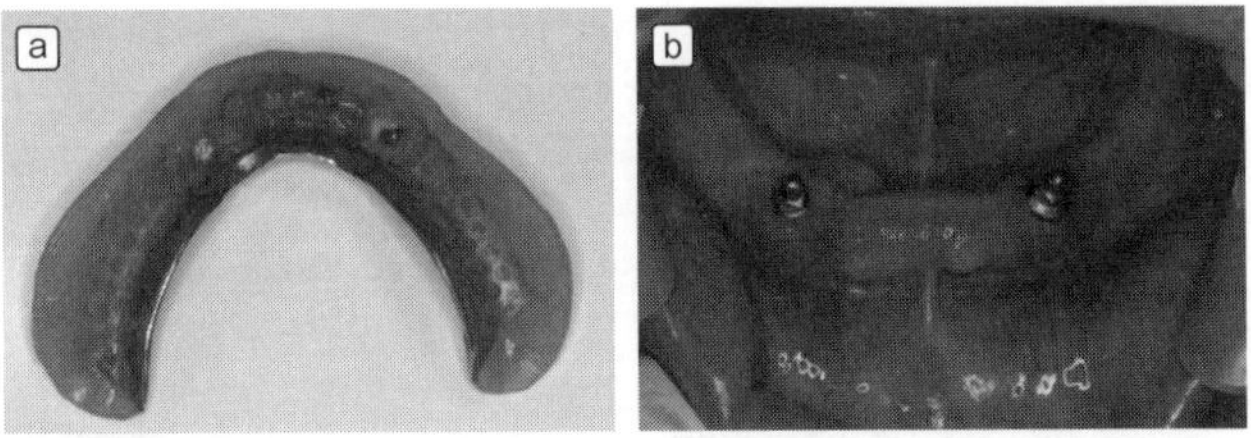

a　治療から９年経過した、ボールアタッチメントシステムのメタルキャップ。
b　インプラント上部に取り付けたボール状の突起（凸部）が、インプラント・オーバーデンチャーの床粘膜面に取り付けたメタルキャップ（凹部）にはまることにより固定される。メタルキャップ内には、弾力性のある金属板４枚がついたスクリュー部品がねじ込まれ、それでボールを把握する仕組みになっている。

含む最終のインプラント・オーバーデンチャーを装着。かみ合わせなどを調整すると、食事のときしっかりかめるようになりました。

図27―2は、９年後（２０１7年7月）のインプラント・オーバーデンチャー（**図27―2**ⓐ）および口腔内の写真（**図27―2**ⓑ）です。

ボールアタッチメントシステムは、インプラント上部に取り付けたボール状の突起部（凸部）と、オーバーデンチャーの床粘膜面（歯土手に接する側）に取り付けたメタルキャップ（凹部）で成り立っています。メタルキャップ内には、弾力性のある金属板４枚からなるスクリューが入っており、ボールがしっかりはまるようになっています。専用のドライバーでスクリュー部品を調整することにより、アタッチメントの維持力（はずれない力）を適切な強度にすることができます。

□メンテナンス10年間で発生した主なトラブルとその対処

・かむと奥歯が痛い⇩かみ合わせの調整と、歯土手に当たる部分を調整（粘膜調整）して改善
・メタルキャップの金属板が1枚折れて維持力が低下⇩メタルキャップのスクリュー部品を交換
・左のメタルキャップが突き上げられて動き、上の咬合面のレジン（プラスチック）にヒビが入り、レジンがはげた⇩メタルキャップの付け直し

この患者さんは、3カ月に1回きちんとメンテナンスに来院されていますが、口腔内を点検すると、前歯部分の舌側と、床の外側の部分に、いつも歯石のようなものが多量に沈着しています。メンテナンスの際に必ず研磨して取り除き、清

掃の指導もしていますが、ブラッシングのクセはなかなか直せないようです。

プラークや歯石様付着物は細菌やカビが繁殖する温床です。細菌感染によるインプラント周囲炎を防ぐために、定期的なメンテナンスをこれからも続けるようにお話しししています。

最近（2018年10月）、メンテナンスのために来院されたときは、問題なく食事ができ、異常もないと話されていました。

Case 2
多くの歯科医院で総入れ歯をつくったが、どれも痛くてかめない状態。インプラント・オーバーデンチャーで入れ歯を固定し、かめるようになった

77歳／男性／治療時71歳　メンテナンス歴5年8カ月

過去に多くの歯科医院で上下の総入れ歯をつくったが、どれも痛くてかめないと長年悩んでいた患者さんです。インプラントを使って総入れ歯を固定し、かめ

図28-1

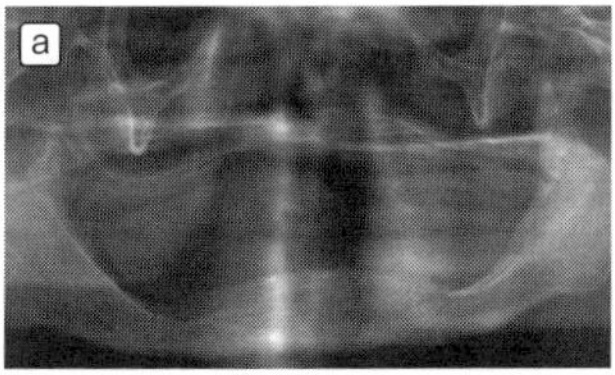

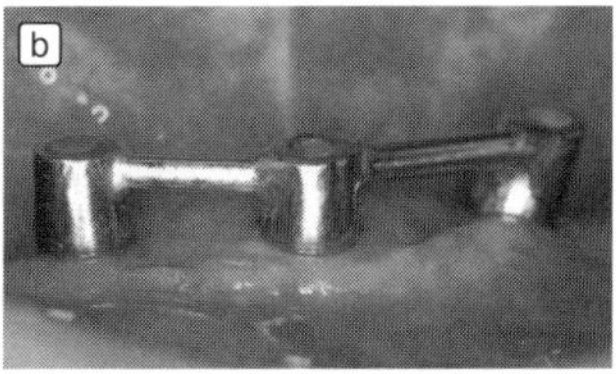

a　パノラマエックス線で撮影した下顎骨の状態。奥歯（大臼歯）部分の歯槽骨が吸収され、オトガイ孔から出ている下歯槽神経が歯槽骨の上縁に接近している。総入れ歯を装着してかむと下歯槽神経が圧迫され、痛みが生じていると考えられる。
b　インプラントを３本埋め込んだ６週間後、インプラントにかぶせたメタルコーピングに連結バー２本をロー着。オーバーデンチャーの側に、連結バーを挟むクリップを２個取り付ける。

るようになる方法があることを知り、その治療を求めて来院されました。
　パノラマエックス線写真を撮影すると、奥歯部分の歯槽骨の吸収が進んでおり、そのために歯土手の上の方に神経（下歯槽神経）の出口であるオトガイ孔が上がってきています（図28－1a）。おそらく、この下歯槽神経を総入れ歯が圧迫し、かむと痛いのではないかと診断しました。それを防ぐインプラント治療として、固定式の全顎インプラントブリッジと着脱式のインプラント・オーバーデンチャーがあることを伝え、それぞれ長所と短所を説明した結果、この方はインプラント・オーバーデンチャーを選択。アタッチメントシステムは、インプラント同士をバーで連結し、それにクリップをかまして固定するバー（クリップ）アタッチメントシステムを取り付けることになりました。

オーバーデンチャーの維持力（はずれない力）を確実にし、またかんだときの力をしっかりインプラントで支えられるようにするには、インプラント4本（連結バー3本とクリップ3個）が最適です。インプラント3本（連結バー2本とクリップ2本）、またはインプラント2本（連結バー1本とクリップ1個）でも固定は可能ですが、かんだときにかかる粘膜の負担が重くなります。このことを説明し、患者さんと話し合った結果、インプラントを3本埋め込み、連結バー2本とクリップ2個で固定することになりました。

2012年5月、71歳のときにインプラント手術を実施。その6週間後、インプラントにかぶせたメタルコーピングに連結バー2本をロー着しました（**図28－1**b）。以前から使用していた総入れ歯の床粘膜面にクリップ2個を取り付けて仮歯を作製し、それを装着してその日は帰宅。2カ月後、新しくつくったインプラント・オーバーデンチャーを装着しました。床は耐久性を考慮し、レジン床ではなく金属床としました。

図28-2

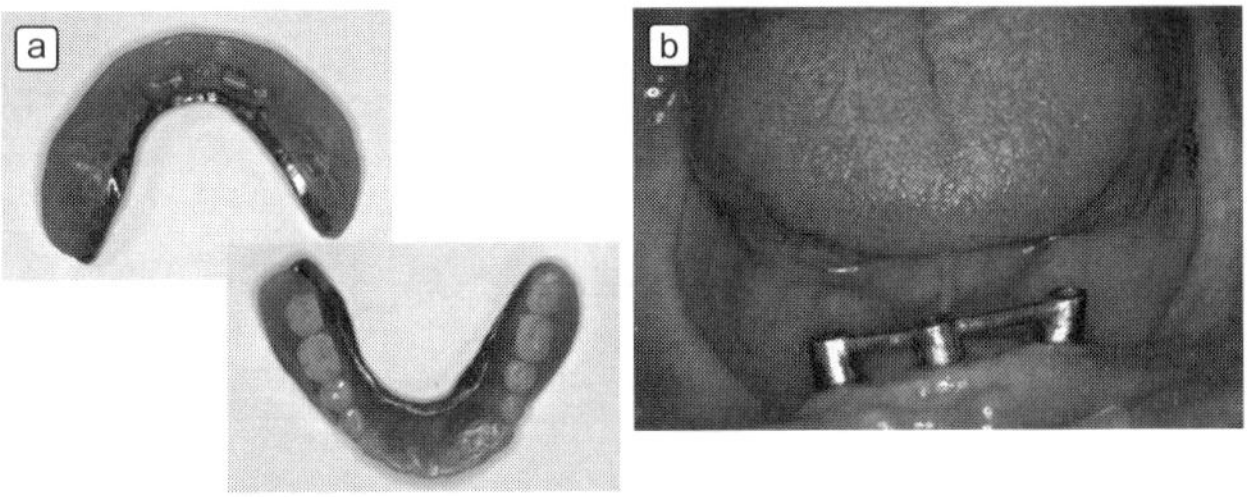

ａ　治療から５年８カ月経過したオーバーデンチャー。歯ぐきに接する床粘膜で、２個ついているクリップのうち、右側はメンテナンス４年目に付け替えたもの。
ｂ　メタルコーピングと連結バー、周囲の粘膜に異常は見られない。

以後、3カ月に1回メンテナンスを行い、5年8カ月が経過した2018年5月に撮影した写真が**図28－2**です。このときの患者さんの年齢は77歳です。

図28－2ａの上は、オーバーデンチャーの床粘膜面（歯ぐきに接する側）、下は咬合面（上の歯とかみ合う側）です。粘膜面には下あごの連結バーに対応するクリップが2個ついています。2個のうち右側のクリップはメンテナンス4年目に折れ、紛失してしまったので、新たにクリップを取り付けました。**図28－2**ｂは下あごの写真ですが、3個のメタルコーピングと連結バーの周辺に粘膜の異常は見られません。奥歯の部分に凹みがありますが、5年前と比べて変化はないので問題ないでし

ょう。食事は十分できるということです。

□メンテナンス5年間で発生した主なトラブルとその対処

・クリップの破損⇩クリップの交換
・奥歯部分の粘膜の痛み⇩かみ合わせの調整と、歯土手に当たる部分を調整（粘膜調整）して改善

奥歯部分の粘膜の痛みは、患者さんによくお話を聞いてみると、痛いのでその部分を歯ブラシでゴシゴシ強くこすって掃除していたとのこと。粘膜が傷ついたところに歯ブラシの刺激が加わり、悪循環に陥っていたことがわかりました。

アタッチメント部分の清掃はよくできていましたが、連結バーの底面に歯石のような沈着物が付着していたので、そこも歯間ブラシで丁寧に清掃するように指導を行っています。

Case 3

かむと下あごの奥歯のところが痛かったが、インプラント・オーバーデンチャーで快適に食事を楽しめるようになった

82歳／女性／治療時66歳、メンテナンス歴16年

この患者さんは、総入れ歯のときから私が治療している方です。上あごも下あごも総入れ歯で、食事のときに総入れ歯がはずれて食事ができない、かむと下あごの奥歯のところが痛いという主訴でした。

その状況を改善する方法を患者さんと話し合い、上あごは、いま使っている総入れ歯の床粘膜面をつくり直してかみ合わせを調整し、下あごはインプラント・オーバーデンチャーにすることで同意。インプラントは４本埋め込み、アタッチメントシステムはバー（クリップ）アタッチメントシステムを使用することにしました。

図29－1[a]は、術前の立体（３Ｄ）画像です。インプラント４本を埋め込む位

図29-1

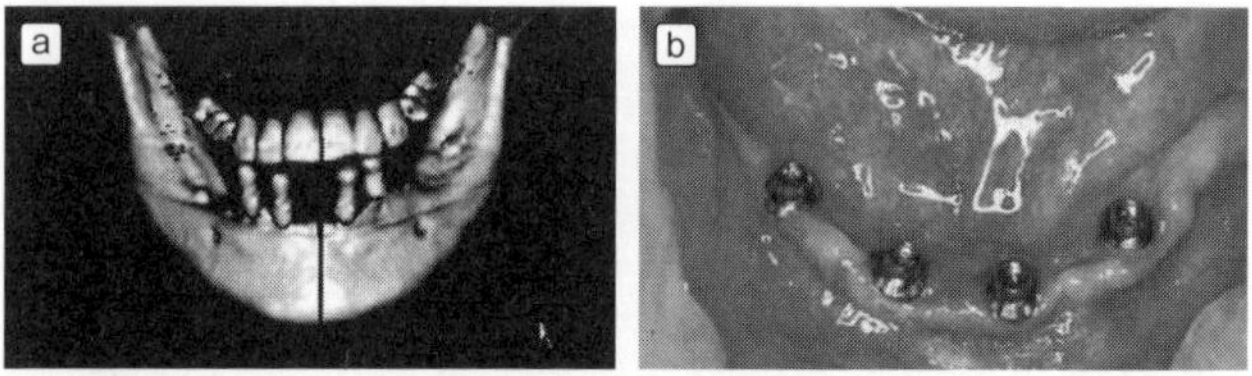

a　術前の立体（3D）CT画像。上あごの前歯のところにセラミック義歯、奥歯のところに金属製の義歯が写っている。下あごの前歯のところに立っている4本の棒は、術前に想定したインプラント埋め込み位置を示す。
b　インプラント埋め込み1カ月後の口腔内写真。インプラントの上部にアバットメントという部品を取り付け、その上にメタルコーピングをネジ止めして連結バーをロー着。連結バーの位置に合わせて、オーバーデンチャーの床粘膜面にクリップを取り付ける。

置を確認するためにCT検査を行い、下あごの歯槽骨や基底骨を立体的に描き出しました。

上あごの前歯部分に陶歯（セラミック義歯）、奥歯部分にメタル人工歯（金属義歯）が写っています。下あご左右の奥歯部分の歯槽骨のてっぺん近くにある黒い穴がオトガイ孔です。

下あごの左右の奥歯部分は凹み、海綿骨がむき出しになっています。歯槽骨は、表面を皮質骨という硬い骨が覆い、その内側に海綿骨というやわらかい骨がありますが、皮質骨がすっかり吸収されてしまった状態です。その部分で総入れ歯が動き、神経が圧迫されて痛かったのでしょう。下あごの

図29-2

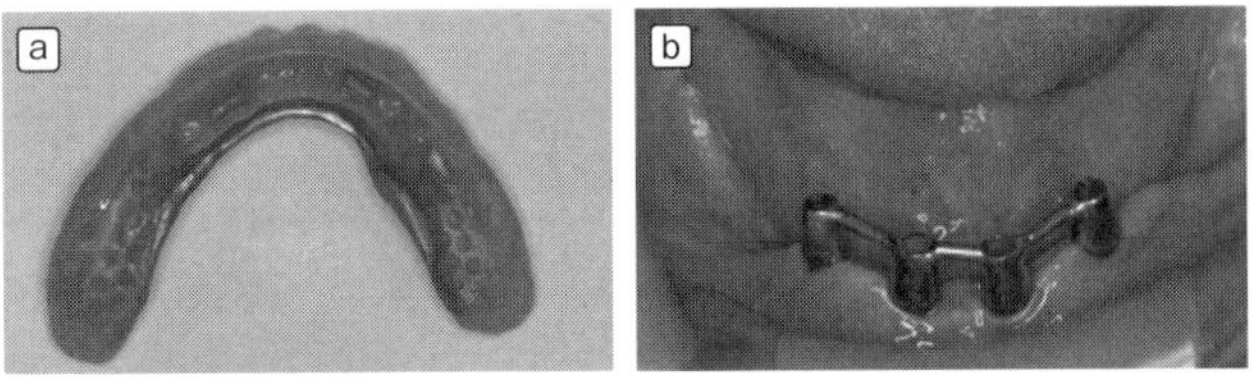

a　治療から15年経過した、金属床インプラント・オーバーデンチャーのクリップ。2個のクリップで維持力は十分ある。
b　メタルコーピング周囲の粘膜にも、炎症などの異常は見られない。

前歯部分にある4本の棒は、インプラントを埋め込む位置を想定したものです。

　インプラント手術は2002年10月、患者さんが66歳のときに実施しました。術後1カ月の写真が**図29－1**bです。インプラントのところに、アバットメントという支台が取り付けてあります。このアバットメントの上にメタルコーピングをネジ止めし、隣り合っているメタルコーピングをバーで連結します。オーバーデンチャーの床粘膜面には、はじめクリップ3個を取り付けましたが、装着しにくいということで、真ん中の1個を除去し、2個にしました。

　図29－2は、手術から15年後の2017年7月、患者さんが81歳のときに撮影した

インプラント・オーバーデンチャーと口腔内の写真です。オーバーデンチャーはクリップ2個でも十分な維持力が保たれています。ただ、術前の立体画像で確認された奥歯部分の凹みは残っており、メンテナンスに来られた際、かむと痛いという訴えがときどきありますが、そのつど、奥歯部分の床粘膜面を調整し、改善しています。この方は少し心配性で、1カ月に1回は掃除と点検をしてもらわないと安心できないということで頻繁に来院されています。

上あごは骨吸収がひどく、ほとんど歯土手がありません。新しく作製した普通の総入れ歯を使用されていますが、どうしても動いてはずれやすいため、こまめに総入れ歯の床粘膜面を調整し、下あごのインプラント・オーバーデンチャーとのかみ合わせの調整も行っています。

清掃は上手に行えており、2018年8月にメンテナンスで来院されたときも、インプラント・オーバーデンチャーに異常はなく、食事も問題なくできているということでした。

□メンテナンス16年間で発生した主なトラブルとその対処

・オーバーデンチャーが入れにくい⇩クリップを3個から2個に減らしたら、楽に装着できるようになった
・奥歯がかむと痛い⇩床粘膜面の調整、かみ合わせの調整で改善
・金属床の舌側辺縁が長く痛い⇩辺縁を削合することにより改善

Case 4

総入れ歯が動いて思うように食事ができなかったが、金属床のインプラント・オーバーデンチャーで安定したかみ心地を獲得

92歳／女性／治療時65歳、メンテナンス歴23年

上あご下あごとも総入れ歯の患者さんで、総入れ歯が動いて思うように食事ができないということで来院されましたが、口腔内を診察して難しい症例だと思いました。パノラマエックス線写真を撮影すると、下あごの奥歯部分は歯槽骨の吸

図30-1

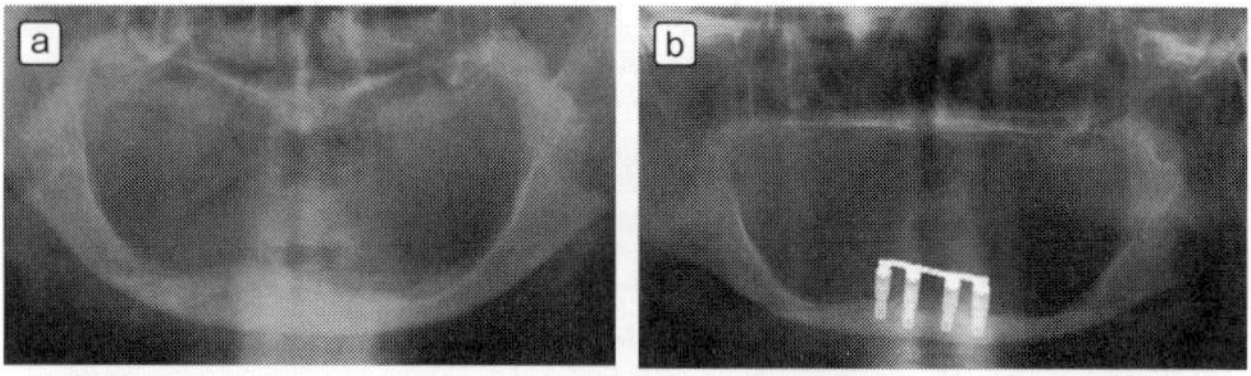

a 術前の下あごのパノラマエックス線写真。奥歯部分の骨の吸収が極端に進み、下歯槽神経が歯土手の頂上近くを走っていると想像できる。
b 手術から23年後の、下あごのパノラマエックス線写真。奥歯部分の骨の吸収は進んでいるが、インプラント部分に極端な吸収は見られない。

収が激しく、下歯槽神経は歯槽骨のてっぺん近くを走っています（図30－1a）。おそらく、神経の出口であるオトガイ孔が歯土手の頂上近くまで上がってきているのでしょう。そこを総入れ歯が圧迫するため、痛みが出て食事ができないと思われます。

インプラント治療を受け入れられるかどうかわかりませんでしたが、総入れ歯、インプラントの全顎ブリッジ、インプラント・オーバーデンチャーについて、それぞれのメリット、デメリットを説明したところ、インプラント・オーバーデンチャーを希望されました。アタッチメントシステムは、バー（クリップ）アタッチメントシステムです。

1990年4月、患者さんが65歳のときにインプラント埋め込み手術を行いました。パノラマエックス線検査では、前歯部分には歯槽骨があるように見えましたが、CT検査では、ラグビーのボールを斜めにしたような断面をしていたので、インプラントは長さの短い7㎜のものを4本埋め込みました。3カ月後、以前の総入れ歯を利用して仮歯を作成し、装着。その3カ月後に、正式なレジン床のインプラント・オーバーデンチャーを装着しました。

夜寝るときにはインプラント・オーバーデンチャーをはずすように指導していましたが、メンテナンス5年目に、はずして寝ると舌が痛くなるという訴えがあったので、下あごの連結バーの部分を透明レジンで覆うナイトキャップを作製。これを装着して寝てもらうようにしたところ、舌の痛みは治まりました。

9年目になると、クリップを取り付けた部分のレジンが壊れてきました。そこで、より耐久性が高く、長く安定して使用できる金属床に変えることを勧め、患者さんも納得されたので金属床に変えました（**図30－2**[a]）。

図30－1[b]は、インプラント埋め込み手術から23年後のパノラマエックス線写真です。術前の写真（**図30－1**[a]）と比べて、インプラント部分に極端な吸収は

図30-2

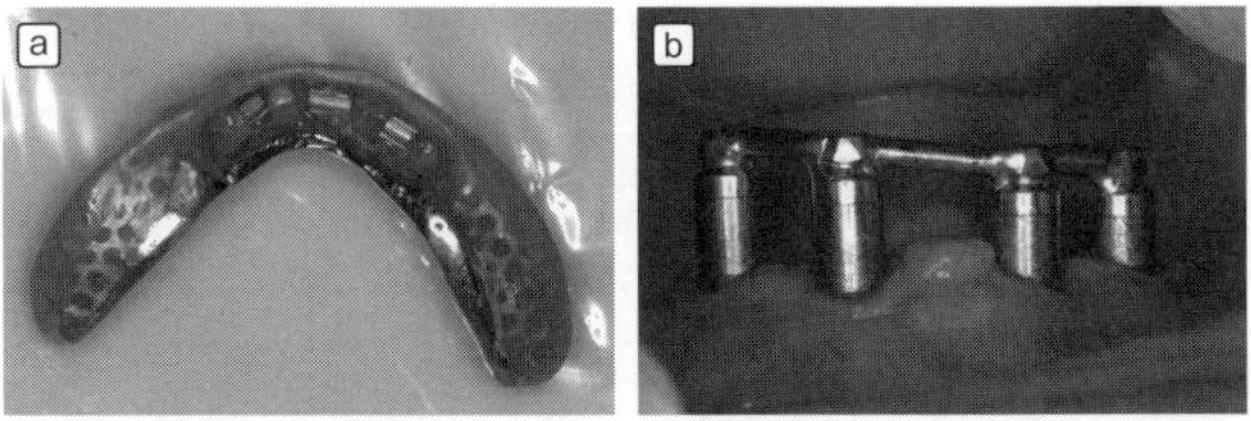

a　より強く安定する金属床に変え、15年が経過したオーバーデンチャー粘膜面。クリップ取り付け部分が壊れることはなくなった。
b　23年経過しても、連結バーやインプラント周囲の粘膜に異常は見られない。

見られません。図30－2 b は2014年1月、患者さんが89歳のときのメンテナンスで撮影した口腔内写真です。オーバーデンチャーを金属床にしてから15年が経過しましたが、インプラント周囲の粘膜に異常は認められません。

このとき、患者さんから、「90歳近くなり、通院がつらくなってきたので、自宅の近所の歯科医院を紹介してほしい」という要望がありました。紹介状に、「1990年、下あごにインプラント・オーバーデンチャーを装着。以後3カ月に1回メンテナンスを行っています。高年齢のため、当院までの通院が困難となったため、貴院を紹介したいと存じます。よろしくお願いします」と書いてお渡ししました。2017年、その後どうされたかと気になり、電話をしたところ、ご家族から、いまは入院中だけれども、食事のときはインプラント・オーバーデンチャーを使っているのでよく食べられているというお話を聞き、安心しました。

□メンテナンス23年間で発生した主なトラブルとその対処

・夜、オーバーデンチャーをはずして寝ると、舌が痛くなる⇩下あごの連結バーの部分を透明レジンで覆うナイトキャップを作製し、それを装着して寝ることで痛みは消失

・クリップを取り付けた部分のレジンが壊れてきた⇩オーバーデンチャーの床を金属製のものにつくり替え、耐久性を向上させた

Case 5

天然歯列と入れ歯のズレ、摩耗で痛みを感じていたが、インプラント・オーバーデンチャーで悩みが解決

91歳／男性／治療時66歳、メンテナンス歴25年

この患者さんは下あごの総入れ歯が痛くてかめないと、かなり切迫した様子で来院されました。上あごは、右上の犬歯と左上の親知らずが欠損しているだけで、ほかの歯はそろっていました。

上あごが天然歯列で下あごが総入れ歯の場合、食事をするときに下の総入れ歯がより動きやすいという問題があり、痛みなくかめる総入れ歯をつくるのは難しいです。患者さんにそのことを説明すると、患者さんの方からインプラント治療の可能性を質問してこられました。パノラマエックス線写真を撮影して骨の状態を詳しく見たところ、上あごは右の犬歯がないため前歯が右へ傾き、正中（中心線）も右へずれています（**図31－1**ⓐ）。

図31-1

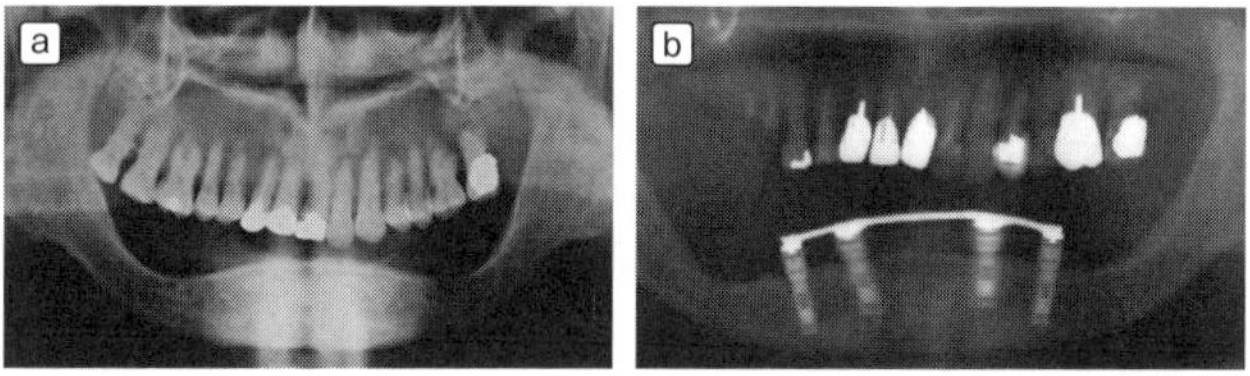

ⓐ　術前に撮影した下あごのパノラマエックス線写真。前歯部分の歯槽骨は十分に残っているが、奥歯部分は左右とも骨の吸収が進んでいる。
ⓑ　25年後の下あごのパノラマエックス線写真。奥歯部分の骨の吸収は進んでいない。

また、歯槽骨の吸収と、歯石の沈着が認められ、中程度の歯周組織炎もありました。さらに、左上の奥歯（第二小臼歯と第一大臼歯）に虫歯があります。下あごは、前歯部分の歯槽骨は十分あるものの、奥歯は左右とも吸収が進み、歯槽骨の頂上近くに、下歯槽神経とその出口であるオトガイ孔が観察できます。総入れ歯が痛いのは、このオトガイ孔付近を総入れ歯が刺激するためでしょう。

パノラマエックス線写真とCT画像を見ながら、インプラントの全顎ブリッジにするか、インプラント・オーバーデンチャーにするかを患者さんと相談した結果、インプラントを4本埋め込み、バー（クリップ）アタッチメントシステムのインプラント・オーバーデンチャーにすることに決まりました。

インプラント手術をする前に、上あごの歯周病治療（歯周基本治療）と虫歯の治療を行ったのち、1992年5月、患者さんが66歳のときにインプラント手術を実施しました。まず、インプラント4本を埋め込み、その3カ月後に総入れ歯で仮歯を作製して装着。さらに3カ月後、金属床のインプラント・オーバーデンチャーを装着しました。

その後は3カ月ごとにメンテナンスに通院。10年経過した2003年2月、人工歯が摩耗してかみ合わせが低くなったとの訴えがありました。天然歯と人工歯のかみ合わせでは、どうしても人工歯がすり減ってしまうのです。その場合は、オーバーデンチャーをつくり直さなければなりません。それから13年後、再びかみ合わせが低くなったというので調べてみると、やはり人工歯がすり減っており、かみ合わせが2㎜近く低くなっていました。2016年1月、新しいインプラント・オーバーデンチャーを作製しています。

手術から25年経過した2018年2月、患者さんが91歳のときに撮影したパノラマエックス線写真が**図31－1**ⓑです。術前（**図31－1**ⓐ）と比べると、上あご

図31-2

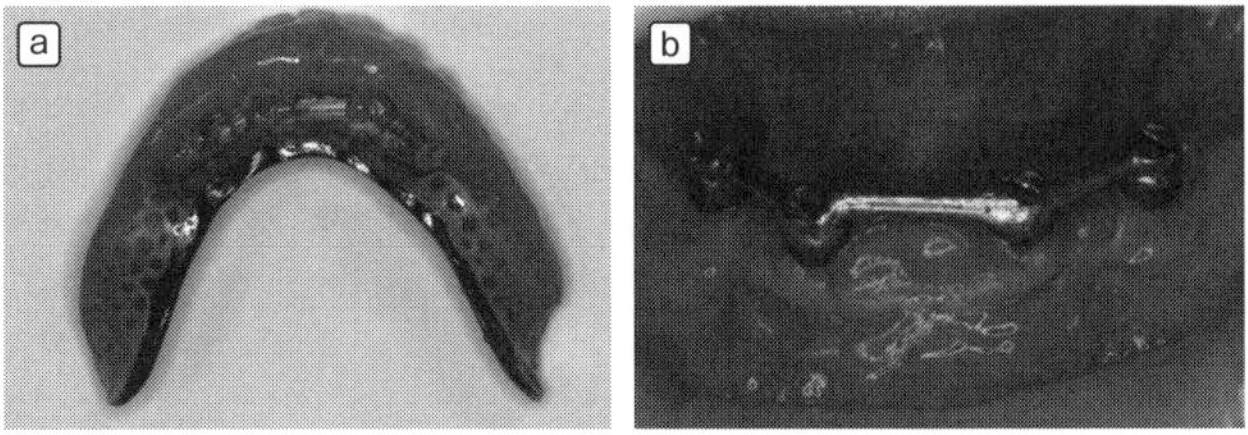

[a]　人工歯がすり減ったため、2016年１月につくり直したオーバーデンチャーとクリップ。
[b]　25年経過した連結バー。メンテナンスのための通院を続け、トラブルにそのつどこまめに対応してきた結果、現在もしっかり機能している。

の右側にあった奥歯のうち２本（第二・三大臼歯）がなくなり、１本（第一大臼歯）は残根のみになっています。それ以外の歯は残っています。下あごは、25年経過しても歯槽骨の極端な変化（吸収）はなく、インプラント部位の吸収も見られません。これは、インプラントを入れたことで骨吸収がおさえられ、日頃の清掃とメンテナンスによってインプラント周囲炎がしっかり予防できていることを示しています。

図31－２[a]は、かみ合わせが低くなったために２０１６年につくり変えた、オーバーデンチャーの床粘膜面とクリップ、**図31－２**[b]は25年経過した連結バーです。インプラント周囲の歯ぐきが少し厚くなっていますが（肥

厚）、問題ない程度です。

□メンテナンス25年間で発生した主なトラブルとその対処

・クリップの破折、緩み、動揺⇩そのつど修理または新調
・連結バーのロー着部位での破折⇩再ロー着
・かみ合わせが低くなり、食べづらくなる⇩インプラント・オーバーデンチャーを新調、食べやすくなる
・奥歯が痛む⇩そのつど床粘膜面の調整、かみ合わせの調整、または床粘膜面全体の改床により改善
・インプラント周囲組織炎の発症⇩切開、口腔清掃の徹底、治癒

それでも、患者さんが定期的にメンテナンスに通い、異常の早期発見ができた結果、早期に適切な対処ができ、いまもインプラント・オーバーデンチャーはしっかり機能しています。

食事は十分できるといわれますが、上あごの右奥歯が失われ、また、左側の奥

歯（第二大臼歯）は根（口蓋根）が折れてグラつきがひどくなっています。今後もかむ機能を保つために、患者さんと話し合いながら最善の治療を行っていくつもりです。

Case 6

下あごの歯をすべて失ってしまったが、インプラント・オーバーデンチャーで100歳を超えても、なんでも食べられる歯に

102歳／女性／治療時74歳、メンテナンス歴28年

下あごの歯がすべて失われてしまったとき、患者さんの希望で総入れ歯をつくりましたが、かもうとすると動いて食事ができないということで、インプラント治療に舵を切りました。治療法には固定式の全顎インプラントブリッジと、インプラント・オーバーデンチャーの2種類があり、それぞれに特徴があることを説明すると、この方は、バー（クリップ）アタッチメントシステムを利用したイン

プラント・オーバーデンチャーを選択。そして、できるだけ早く治療を終えたいと強く希望されたため、使用中の総入れ歯をインプラント・オーバーデンチャーにつくり変え、1日で完成させる方法をとりました。仮歯の期間をなくし、インプラント手術当日に、正式なインプラント・オーバーデンチャーを装着してしまうことを、「即時荷重」といいます。

1990年3月、74歳のときにインプラント手術を行い、中空タイプのスクリューインプラントを4本埋め込みました。もともと使っていた総入れ歯は前述した通り、バー（クリップ）アタッチメントシステムを取り付けてインプラント・オーバーデンチャーにつくり変え、その日のうちに患者さんに装着。かみ合わせや粘膜面の調整を行い、メンテナンスに移行しました。

この時点で、上あごの歯は右の側切歯と犬歯、それに奥歯が1本（第二小臼歯）の合計3本が残っており、残った歯を利用した部分入れ歯を使用されていましたが、3年後には総入れ歯になっています。

2018年3月で丸28年がたちましたが、その間に起こったインプラント・オーバーデンチャーのトラブルは、クリップの緩み、破折、動揺です。オーバーデ

図32-1

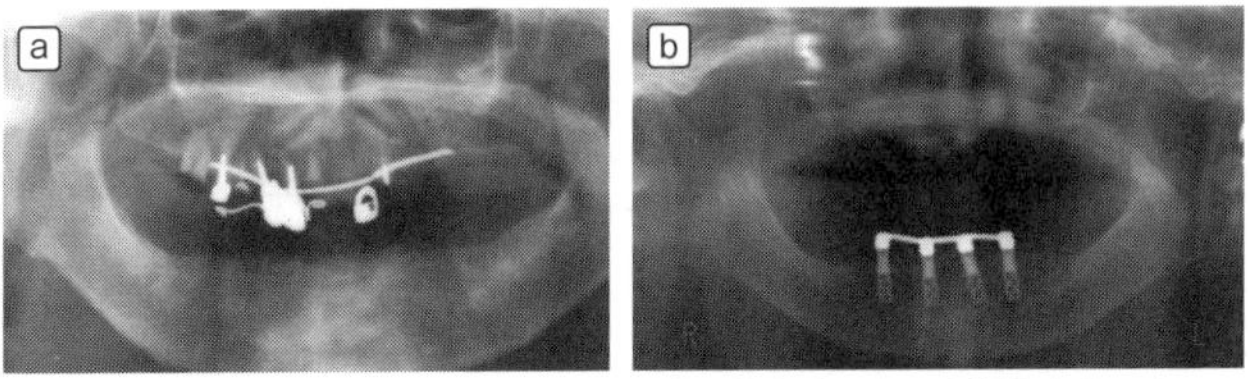

a　術前の下あごのパノラマエックス線写真。歯土手の高さも幅も十分にある。
b　26年が経過した下あごのパノラマエックス線写真。インプラント周囲に極端な骨の吸収は認められない。

ンチャーの床の調整も適宜行ってきました。

また、ときどき粘膜増殖（歯ぐきが厚くなって盛り上がってくること）やインプラント周囲粘膜炎が見られましたが、早期発見してそのつど適切に対応したので、インプラント周囲炎など大きなトラブルに発展することなく経過しています。

図32－1aはインプラント手術前の、**図32－1**bは手術から26年目の2016年4月に撮影したパノラマエックス線写真です。このとき患者さんは100歳ですが、インプラント周囲の歯槽骨に極端な吸収は見られず、インプラント・オーバーデンチャーを支える柱としてしっかり機能しています。インプラント・オーバーデンチャーの床粘膜面（**図32－**

図32-2

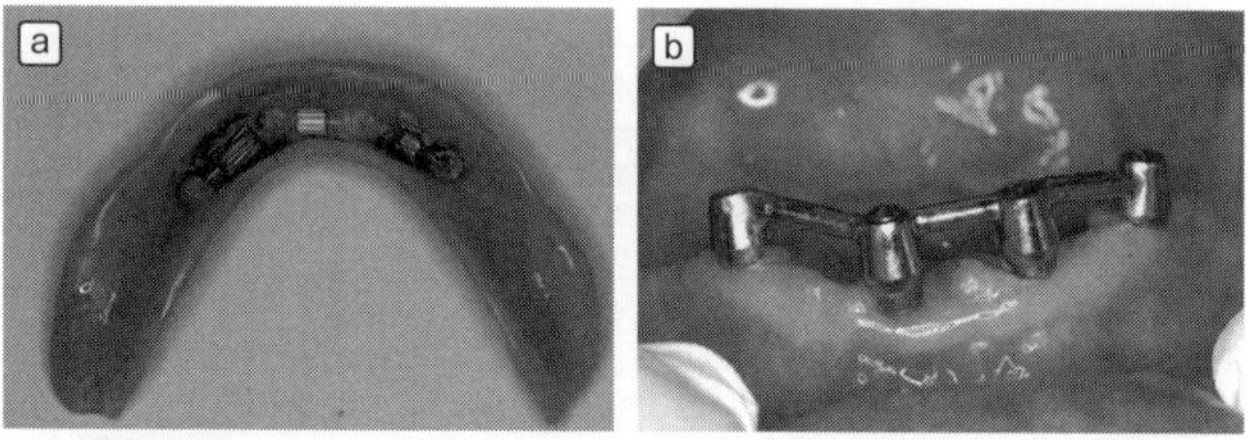

[a] 26年目のバー（クリップ）アタッチメントシステム。3個のクリップのうち、真ん中は修理時に付け替えたもの。
[b] 26年目の口腔内写真。右から２番目のインプラント首部分が見えているのは、周囲粘膜が退縮しているためだが、ここは以前に周囲粘膜増殖で切除した部分なので問題はない。

2[a]）も問題ありません。口腔内写真（図32－2[b]）では、右から2番目のインプラントの首部分が、周囲粘膜の退縮（縮んで小さくなること）によって少し露出していますが、周囲粘膜のこの部分は以前粘膜増殖が見られて切除したところなので問題はありません。経過を見ているところです。

この写真を撮影した2カ月後（2016年6月）、オーバーデンチャーが割れてしまうというトラブルがありました。総入れ歯をオーバーデンチャーにつくり変える際、耐久性のある金属床にすることを勧めましたが、そのときは一刻も早くということでレジン床のままになりました。26年間使い続けてきたため、疲労で割れてしまったのかもしれません。

持参されたオーバーデンチャーを見てみると、３個のクリップをつないだ線上で真二つに割れていました。オーバーデンチャーを修復し、クリップ3個を付け直して対応しましたが、最初に床の素材を金属に変えておけば、このようなトラブルは起こらなかったでしょう。１００歳を超えてメンテナンスの通院は難しくなりましたが、その方の娘さんがご自身の治療のために来院されたとき、インプラント・オーバーデンチャーの掃除の仕方を教えてほしいといわれました。娘さんが清掃の介助を行っているようです。入れ歯洗浄剤を使用し、クリップのところは奥まで磨けるワンタフトブラシを使うようにアドバイスしました。

２０１８年6月27日、久しぶりにメンテナンスに来られたときは、ゆっくりとヨチヨチ歩きですが、ひとりで診療室を歩いて治療椅子に座られ、私に笑顔で挨拶されました。なんでも食べているということなので、食べられる食品28品目のアンケート調査をしたところ、すべて食べられるとのこと。驚きましたが、娘さんに確かめると間違いありませんでした。

診察とメンテナンスを終えて帰られるとき、患者さんと娘さんに、今回の点検で異常は認められないものの、オーバーデンチャーがプラスチックなので再び割れる恐れがあることを説明し、もし割れたら連絡をくださいと伝えました。

□メンテナンス28年間で発生した主なトラブルとその対処

・クリップの緩み、破折、動揺⇩そのつど修理および新調、床粘膜面の調整

・粘膜増殖⇩盛り上がった部分の切除

・インプラント周囲粘膜炎⇩口腔内清掃の徹底、プラークや歯石様付着物の除去

・オーバーデンチャーの割れ⇩オーバーデンチャーの修復、クリップの付け直し

インプラント・オーバーデンチャー長期使用のトラブルについて

10年、20年とインプラント・オーバーデンチャーを使い続けているうちには、トラブルが発生することもあります。しかし、トラブルを早期発見すればすぐ適

切に対処でき、回復も早くなります。そのためには、定期的にメンテナンスを行うことが何よりも重要です。

インプラント・オーバーデンチャーのトラブルは、オーバーデンチャーおよびアタッチメントのトラブルと、インプラント周囲組織のトラブルのふたつに分けられます。

①オーバーデンチャーおよびアタッチメントのトラブル

＊オーバーデンチャーのトラブル

床の破折：床が壊れたり折れたりします

人工歯の脱離および破折：人工歯が取れてしまったり、壊れたりします

人工歯の摩耗によるかみ合わせ不良：人工歯がすり減り、かみ合わせが低くなります（上下の歯を合わせようとしても隙間があく）

臼歯部の骨吸収による床との隙間および痛み：奥歯の歯槽骨の吸収が進み、歯ぐきがやせてオーバーデンチャーとの間に隙間ができ、痛むことがあります

＊アタッチメントのトラブル

パーツの破折：連結バーやクリップ、メタルコーピングなど、アタッチメント部品が壊れたり折れたりします

緩み：アタッチメント部品の接続が緩みます

動揺：アタッチメント部品が緩んでぐらつきます

②インプラント周囲組織のトラブル

インプラント周囲粘膜炎：インプラント周囲粘膜に炎症や、発赤・腫れが起こり、周囲粘膜からの出血があります（146ページ参照）

インプラント周囲炎：インプラント周囲粘膜炎に加え、排膿があり、インプラント周囲に炎症が及び、インプラント周囲の骨が吸収されてしまいます（146ページ参照）

トラブルへの対処

オーバーデンチャーのトラブルは、修理することで解決できます。

インプラント周囲組織のトラブルも、早めに見つけて処置すれば治療が可能ですが、インプラント周囲炎には注意が必要です。

インプラント周囲炎の原因は細菌感染。清掃が不十分なため細菌が周囲粘膜の奥まで入り込み、炎症が広がるのです。そこにかむ力が加わるとインプラント周囲の歯槽骨の吸収が進み、インプラントがぐらつくようになります。

骨がなくなり、インプラントが粘膜で覆われた状態になってしまった場合は、インプラントを取り出さなければなりません。

いったんインプラント周囲炎になると処置をしても回復は難しく、また、治ったかに見えても4～5年後に再発することがあります。

予防には、患者さんご自身が、日々の口腔清掃をしっかり行うことも大切ですが、歯科衛生士による口腔清掃状態の点検や、歯石除去などのプロフェッショナルケアを受けるために、定期的にメンテナンス通院することが大切です（詳しくは第5章参照）。

第5章

インプラント・オーバーデンチャーのメンテナンスと維持力

インプラント周囲粘膜炎・インプラント周囲炎とは

□インプラント周囲組織に引き起こされる炎症状態の総称

日頃、インプラントのまわりがなんとなく腫れぼったく、ブラッシングをすると出血する、という症状が出る患者さんもいらっしゃいます。診察をすると、インプラント周囲の粘膜が腫れており、粘膜を検査器具で押さえるとインプラントと周囲粘膜の隙間（ポケット）から出血と同時に膿がでてきます。インプラントをたたくと、痛いこともあります。レントゲンでインプラントを撮影すると、インプラント周囲の骨吸収がみられる場合があります。重症になると、インプラントを支えている歯槽骨の吸収が進み、オッセオインテグレーション(骨との癒合)は消失していきます。そして、インプラントがぐらつくようになり、最後には抜けてしまうことになります。

骨の吸収まで進行していないのが、インプラント周囲粘膜炎で、骨の吸収まで進んでいるのが、インプラント周囲炎です。

周囲粘膜の奥にある歯槽骨に細菌が感染してしまう原因は、プラーク（バイオフィルム）の存在です。プラークは細菌やカビのかたまりで、患者さん自身が頑張って清掃を丁寧に行っていても少しずつ蓄積していきます。インプラントと周囲粘膜のプラークを取り除くのが歯科衛生士によるプロフェッショナルケアです。

プラークを放置すると、まず周囲粘膜の表面に炎症が起こり、次にインプラントと周囲粘膜の隙間から細菌が入り込んで粘膜の炎症が広がっていきます。さらに、深部に細菌が入り込んで生息すると、骨が炎症を起こし、骨の吸収が発生します。重度の歯周病を患った歯があると、その細菌で周囲に感染する場合もありますので、インプラント治療をする前に必ず、歯周病の治療を行っていただきたいと思います。

この細菌感染を増悪させる因子として、オーバーロード（過荷重、例えば、食べるときのかむ力が強すぎる）、たばこ、全身性疾患（糖尿病など）、遺伝性疾患が考えられます。炎症がますます増悪していくと、最後には、インプラントをはずすことになります。

一方で、別の見方もあります。チタンインプラントは本来体にとって異物であり、オッセオインテグレーション（骨との癒合）は免疫系による骨反応です。この免疫系反応がなんらかの原因で阻害されたとき、細菌の侵襲により骨吸収が起こるといわれています。

□インプラント周囲粘膜炎とインプラント周囲炎の症状および所見

＊インプラント周囲粘膜炎

・周囲粘膜の発赤・腫れ
・周囲粘膜からの出血
・周囲ポケットの深さが４～５㎜以内
・インプラント周囲の歯槽骨に吸収なし

＊インプラント周囲炎

・周囲粘膜の腫れ
・周囲粘膜からの出血
・周囲粘膜からの排膿
・周囲ポケットの深さが６㎜以上

・インプラント周囲の歯槽骨に吸収あり

□インプラント周囲粘膜炎からインプラント周囲炎への進み方

インプラント周囲粘膜炎、インプラント周囲炎は図33のように進みます。

図33　インプラント周囲粘膜炎とインプラント周囲炎

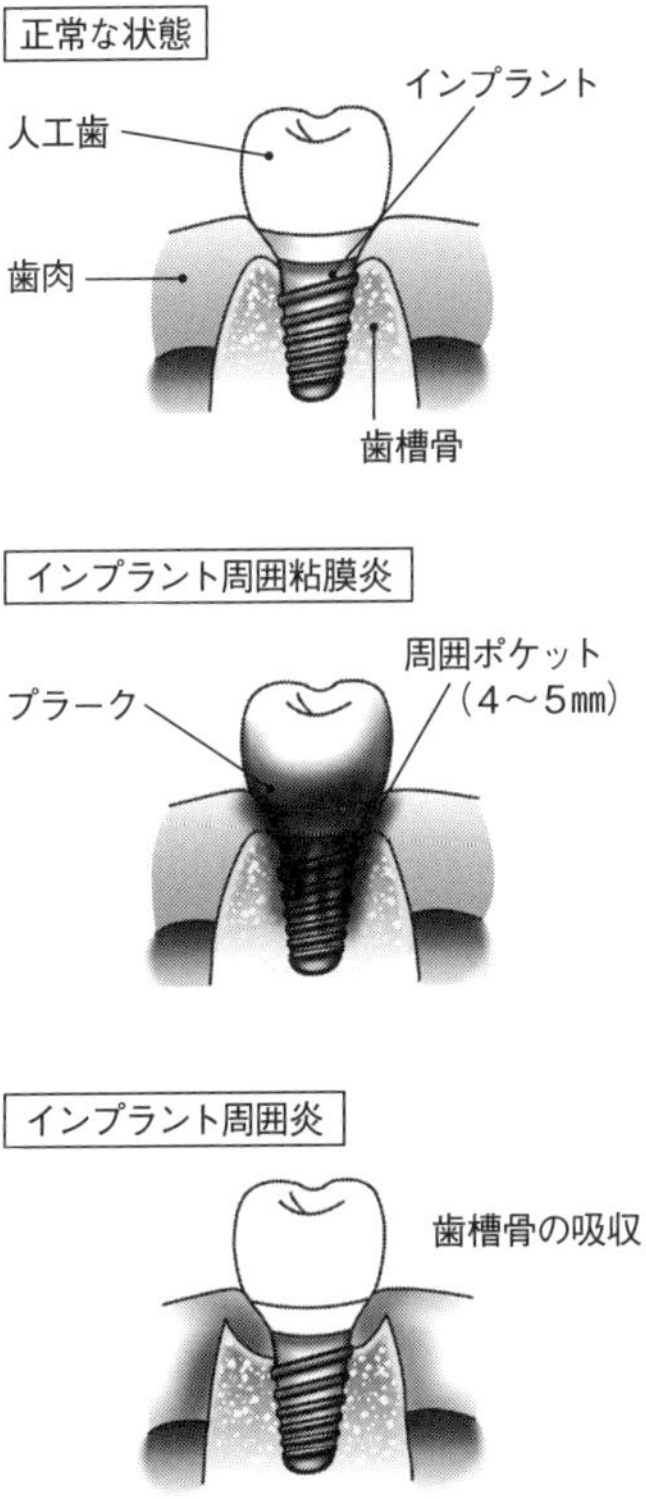

プラークを徹底的に取り除いて治療する

インプラントは、歯槽骨に埋まっている部分は骨としっかり癒合していますが（96ページ参照）、周囲粘膜の部分ははがれやすいため、天然歯よりも細菌が入り込む隙間（ポケット）ができやすくなっています。

細菌が周囲粘膜にとどまって発生する、歯槽骨にまでは達していない「インプラント周囲粘膜炎」の状態なら、適切な処置を行えば炎症は治まり、インプラント周囲炎になるのを防ぐことができます。

ただ、いったん細菌が歯槽骨に感染すると、天然歯の歯周病よりもずっと速いスピードで症状が進み、歯槽骨が吸収されてしまうので、早期発見・早期治療が非常に重要です。インプラント周囲粘膜炎の治療は、プロフェッショナルケアでプラークを徹底的に取り除くことと、患者さんに毎日の清掃をしっかり行ってもらうことが基本ですが、進行の程度によっては抗菌薬を投与することもあります。

インプラントに付着したプラーク、歯石様付着物、合着用セメントなどの残留物、不良肉芽組織を取り除く（デブライドメント）には手用キュレットや、プラスチック製、カーボンファイバー製、チタン製の超音波スケーラーなどで機械的に取り除く方法、レーザーで殺菌する方法、パウダーと空気を使ってプラークを吹き飛ばす方法（エアアブレーション）、光化学反応で活性酸素を発生させて殺菌する方法（フォトダイナミックセラピーＰＤＴ）などがあります。これらの方法をいろいろ組み合わせてデブライドメントを完全に実施します。

インプラント周囲炎の場合、ポケットは６㎜以上と深く、完全にデブライドメントするのが難しく、外科的処置が必要になります。粘膜を切開してオープンフラップデブライドメントするか、粘膜を切除して、インプラントを露出させて完全にデブライドメントします。ただ、これを実施すると、予後、粘膜が下がり、インプラントの露出が広くなります。骨欠損が大きければ、移植材を塡入する再生療法を行います。

インプラント周囲炎にならないためのメンテナンス法

□毎日のブラッシングが基本

歯ブラシによるブラッシングは、子どもの頃から「歯を守るため」といわれて続けてこられたと思います。食後にブラッシングをしないと、歯の表面に黄白色を帯びた粘着性の物質が付着します。この物質が、プラークという細菌やカビのかたまりです。食後にブラッシングして落とさないと、細菌やカビが増殖して虫歯や歯周病の原因になります。プラークにカルシウムが沈着して硬くなったかたまりが歯石です。

インプラントやアタッチメントシステム、オーバーデンチャーにも同様のことが起こります。プラークは、インプラント周囲粘膜炎やインプラント周囲炎の原因であり、口腔内全体にも悪影響を与え、口腔粘膜疾患といわれる義歯性潰瘍《かいよう》や義歯性口内炎、口角炎などを引き起こすリスクもあります。インプラント・オーバーデンチャーをよい状態で使い続けるために、日々の清掃（ブラッシング）は

図34-1　アタッチメントシステムに付着したプラークの例①

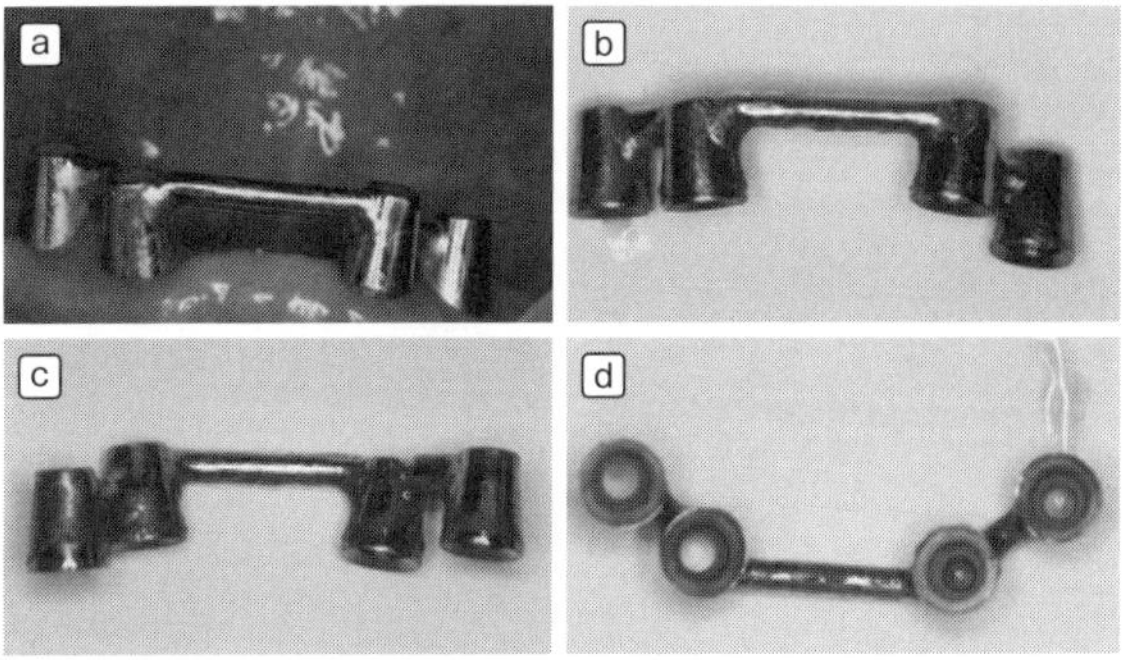

a　染色前の連結バーとメタルコーピング。
b　唇側。メタルコーピングと連結バーにプラークが付着している。
c　舌側。多量にプラークが付着。
d　底面側。メタルコーピング底内面にはプラークの付着がない。連結バーの底面には多量のプラークが付着。
（日本口腔インプラント学会誌　第17巻第1号「インプラント支台を伴ったオーバーデンチャーの衛生状態」42ページ、図2より転載）

基本中の基本です。

□気づかないうちにプラークはたまっている

以前、インプラント・オーバーデンチャーの患者さんでバーアタッチメントシステムを利用している方の、口腔内の衛生状態を調査したことがあります。具体的には、プラークの付着状態と、カンジダというカビの有無を調べました。カンジダは、義歯性口内炎、口角炎、炎症性歯間乳頭肥大の原因になります。

プラークの付着状態は、プラ

図34-2　アタッチメントシステムに付着したプラークの例②

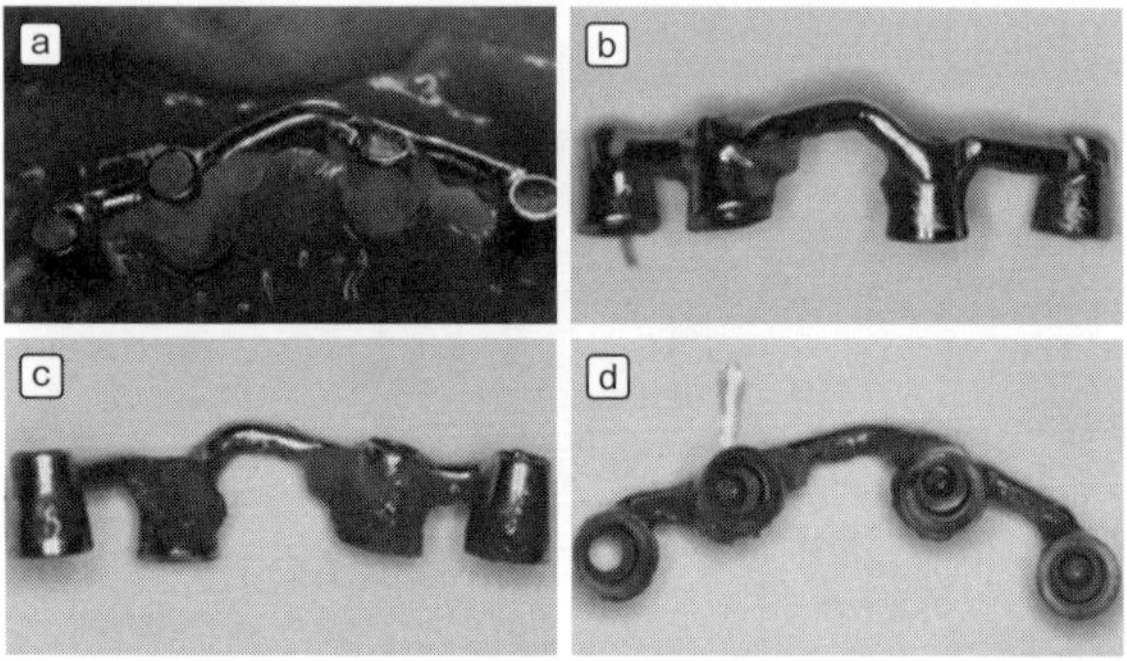

[a]　多量の歯石様沈着物が舌側に沈着している。
[b]　唇側。連結バーとメタルコーピングの連結部にとくに多くプラークがこびり付いている。
[c]・[d]　舌側cと連結バー底面側dには全体的にプラークが付着。
（日本口腔インプラント学会誌　第17巻第1号「インプラント支台を伴ったオーバーデンチャーの衛生状態」42ページ、図3より転載）

ークだけを染色する薬を塗って確認しました。**図34－1**[a]は、ある患者さんの染色前の連結バーとメタルコーピングです。一見、よく清掃されているように見えますが、染色してみるとあちこちにプラークが付着しており、とくに、連結バーの底面およびメタルコーピングの舌側にプラークのかたまりが認められます（**図34－1**[b][c][d]）。メタルコーピングの底内面にはプラークがありません（**図34－1**[d]）。

図34－2は、最も歯石様付着物が付着していた患者さんの連

結バーとメタルコーピングです。来院のたびに、歯石様付着物除去と口腔清掃指導を行っていましたが、次の受診日には、**図34－2**ⓐのように多量の歯石様付着物が舌側に付着していました。染色すると、連結バーとメタルコーピングの連結部にとくに多くプラークがこびり付いていることがわかります（**図34－2**ⓑ）。舌側（**図34－2**ⓒ）と連結バー底面側（**図34－2**ⓓ）には全体的にプラークがあり、清掃が不十分であることが推測できます。

図34-3　インプラント・オーバーデンチャーのクリップに付着したプラークの例

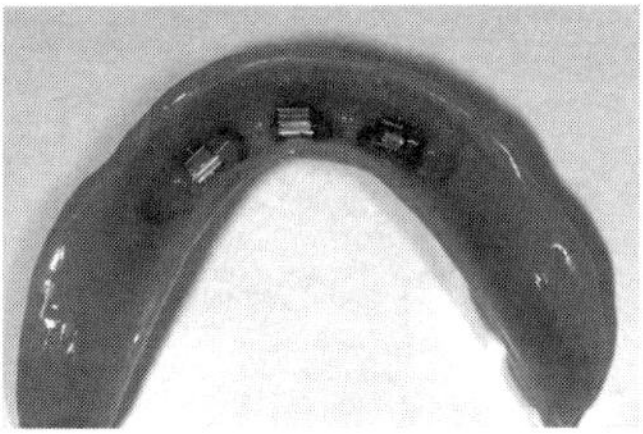

クリップの凹み部分に、デンチャープラークが付着している。
（日本口腔インプラント学会誌　第17巻第1号「インプラント支台を伴ったオーバーデンチャーの衛生状態」44ページ、図7aより転載）

この患者さんにブラッシングの仕方を確認すると、唇側を大雑把にしか磨けていないことがわかったので、連結バーとメタルコーピングをそれぞれ個別に丁寧に清掃するようアドバイスしました。このとき付着していた歯石様付着物はやわらかく、容易に除去することができました。

この方の場合、オーバーデンチャーのクリップの凹み部分にもプラーク（デン

表3　カンジダの検出

	Candida albicans の検出		
	陽性（＋）	疑陽性（±）	陰性（－）
インプラント支台1周囲溝	0	5	8
インプラント支台2周囲溝	0	6	7
インプラント支台3周囲溝	0	6	7
インプラント支台4周囲溝	0	4	9
キャップ1底内面	0	1	12
キャップ2底内面	0	1	12
キャップ3底内面	0	1	12
キャップ4底内面	0	1	12
連結バー1底面側	6	1	6
連結バー2底面側	7	1	5
連結バー3底面側	6	1	6
クリップ位置	8	2	3

13例中8例のクリップからカンジダが検出された。
（日本口腔インプラント学会誌　第17巻第1号「インプラント支台を伴ったオーバーデンチャーの衛生状態」44ページ、表2より転載）

チャープラーク）が付着していました（**図34－3**）。

クリップの凹み部分からは、13例のうち半数以上でカンジダが検出されました（**表3**）。このことからも、オーバーデンチャーの清掃も十分に心がける必要があることがわかると思います。

□歯科衛生士による清掃でプラークを最小限に

プラークを完全になくすことは難しいのが現実ですが、患者さん自身による毎日の清掃に加え、歯科医師と歯科衛生士が徹底的に清掃を行うことで最小限におさえることは可能です。プロフェッショナルケアの効果は高く、毎日頑張って清掃している患者さんでも、これを定期的に受けることなく口腔内の健康を保つことはできません。

歯科医師はもちろんですが歯科衛生士も、清掃をしながら、インプラント周囲の粘膜に発赤や腫れなど炎症の兆候がないか、口腔内をくまなくチェックしています。

また、ブラッシングはどうしても自己流になってしまう傾向があるため、歯科衛生士から定期的にブラッシングのチェックを受け、正しいやり方の指導をしてもらうことも大切です。ブラッシングは力の入れ方や角度、それに手順など、細かいところを修正するだけで効果が変わってきます。

口の中には、その人の生活習慣やストレスの状態などが如実にあらわれます。生活習慣の乱れや、ストレスの蓄積なども口腔環境の悪化や、インプラント周囲炎の発症に影響を与えるので、プロに口腔内を点検してもらうことは、生活を見直すきっかけにもなります。

□かめているか、部品の不具合はないか

食事がうまくできているかどうかの確認は、メンテナンスの重要なチェックポイントです。口腔環境は常に変化しているので、かみ合わせは大丈夫か、オーバーデンチャーの調整修正箇所はないか、アタッチメントシステムの不具合はないかなども毎回チェックします。小さな異常でも放っておくと悪化します。反対に、早期に発見して対処すれば、健康な状態に回復させることができ、長期的な安定をもたらします。

インプラント・オーバーデンチャーを長年使用していると、オーバーデンチャーがはずれやすくなることがあります。主な原因はアタッチメントの破損やはずれにより、アタッチメントシステムの維持力が弱くなっていることです。部品の交換が必要になることもあるので、患者さん自身が、自分のアタッチメントシステムのタイプについて理解しておくと安心です。担当歯科医に確認して書きとめておくなどするとよいでしょう。

２０１７年、世界歯周病学術大会で、インプラント歯周炎のワークショップが開催されました。インプラント周囲炎を起こすリスクファクターとして、エビデ

ンスが証明されたのは、慢性歯周炎の病歴、口腔清掃の不良、定期的なメンテナンスの欠如でした。

メンテナンスは基本的に3カ月に1回ですが、口腔内やアタッチメントシステムの状態、患者さんの希望などにより、1カ月から6カ月と幅を広げて対応しています。口腔清掃へのモチベーションを保つためにも、メンテナンスの通院はぜひ続けましょう。

インプラント・オーバーデンチャーの維持力の模型実験

□アタッチメントシステムの維持力はボールが一番強い

部分入れ歯には維持（はずれない、浮き上がらない）、把持（横揺れや回転しない）、支持（沈下しない）が必要であり、総入れ歯では維持・支持・安定が重要です。インプラント・オーバーデンチャーは、アタッチメントシステムの強力な維持力に、床粘膜面への維持力が加わったものですが、アタッチメントシステムの種類と数で維持力は変わります。

維持力は総入れ歯をはずすときに必要な力、離脱力といい換えることができます。普通の総入れ歯の維持力は、歯土手、口腔粘膜、唾液量に加え、総入れ歯の辺縁《へんえん》が短いなど入れ歯の設計の影響も受けます。さらに総入れ歯の場合は、総入れ歯でかみ込んだあとの経過時間にも維持力は影響を受け、1秒以内は10秒以上に比べて著しく大きい傾向があることが報告されています。

さらに、私たちはインプラント・オーバーデンチャーの維持力について模型実験を行ったところ、測定部位、アタッチメントシステムの種類、数、取り付け部位などにも影響されることがわかりました。実験で使ったアタッチメントシステムはボール（金属のバネ機構で維持するタイプ）、バー（クリップ）、マグネット。インプラントは充実スクリューインプラント（直径4・1㎜、長さ10㎜）です。アタッチメントはそれぞれ3個取り付けています。

図35−1はその結果です。グラフの縦軸は維持力で、N（ニュートン）は力をあらわす単位です。1Nは約0・1kgf（キログラム重）なので、40Nの場合は約4kgfになります。横軸は、下あごの歯のない下顎骨プラスチック模型（インプラ

図35-1　下あごインプラント・オーバーデンチャーの維持力
（アタッチメント3個）

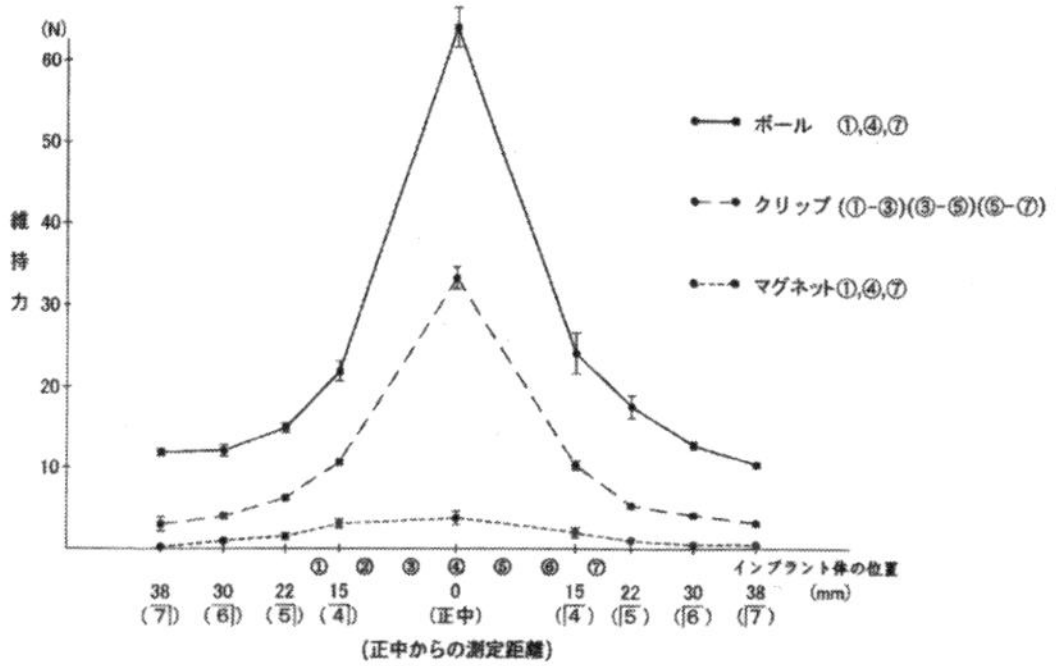

（平均値±標準偏差値, n=10）
縦軸：維持力（N）　横軸：測定部位（７６５４┬４５６７）
（日本口腔インプラント学会誌　第19巻第4号「インプラントオーバーデンチャーの維持力についての実験的研究」424ページ、図4より転載）

ント埋込実習用下顎模型）に埋め込んだインプラントの位置と番号です。

インプラントは下あごの正中（左右真ん中）にまず1本埋め、そこから左右それぞれオトガイ孔間に3本ずつ埋めて、右側から順に①から⑦までの番号をつけてあります。正中に埋めたインプラントの番号は④です。横軸の「38」や「30」、「22」などの数字は、正中から測定部位までの距離（単位は㎜）を示しています。16㎜は正中から左右第一小臼歯（「4、4」）、22㎜は左右第二小臼歯（「5、5」）、

30㎜は左右第一大臼歯（「6、「6」）、38㎜は左右第二大臼歯（「7、「7」）の測定部位までの距離です。ボールおよびマグネットアタッチメントは、①④⑦の位置のインプラントの上に、バー（クリップ）アタッチメントのクリップは（①と③）、（③と⑤）、（⑤と⑦）の連結バーの位置に取り付けました。

アタッチメントシステムのうち、ボールの維持力は正中で極端に強く、63・92Nもあります。第一大臼歯部の維持力はその約20％で12・5N（右側12・12N、左側12・93N）です。バー（クリップ）の維持力も、やはり正中が一番強く34・95Nであり、左右側の維持力は第一大臼歯部で、正中の約12％にあたる4・19N（右側3・73N、左側4・64N）となっています。マグネットはほかのアタッチメントに比較して維持力が極端に弱く、正中でも3・96Nです。第一大臼歯部は正中の20％にあたる0・84N（右側1・05N、左側0・63N）でした。

以上のことから、下あごのインプラント・オーバーデンチャーの維持力は、アタッチメント3個の場合、どの測定部位においてもボールが一番強いことがわかりました。二番目に強いのはバー（クリップ）、三番目がマグネットです。また、どのアタッチメントにおいても、臼歯部の維持力は前歯部と比べて弱いこともわかりました。

□アタッチメントは何個取り付けるのがよいのか

アタッチメントを2個取り付けた場合の維持力はどうでしょうか。その実験結果をあらわしたのが**図35－2**です。アタッチメントシステムそれぞれに、取り付ける位置を3パターンに設定して測定しています。

ボールとバー（クリップ）は、装着部位が右側の場合は右側の維持力が、左側の場合は左側の維持力が強く、両端に取り付けた場合は正中の維持力が強くなる傾向がみられました。マグネットはどのパターンでも維持力が弱く、3つのパターンでほとんど差はみられませんでした。

図35－3は、アタッチメントを1個だけ取り付けた実験の結果です。1個だけでは、やはりアタッチメントに近い部位が最も高い維持力を示します。

中でもボールは、正中に取り付ければ1個でも十分な維持力が得られます。その場合の正中での維持力は25・2N、左右第一大臼歯部で各々10・6N、10・4

図35-2　下あごインプラント・オーバーデンチャーの維持力（アタッチメント2個）

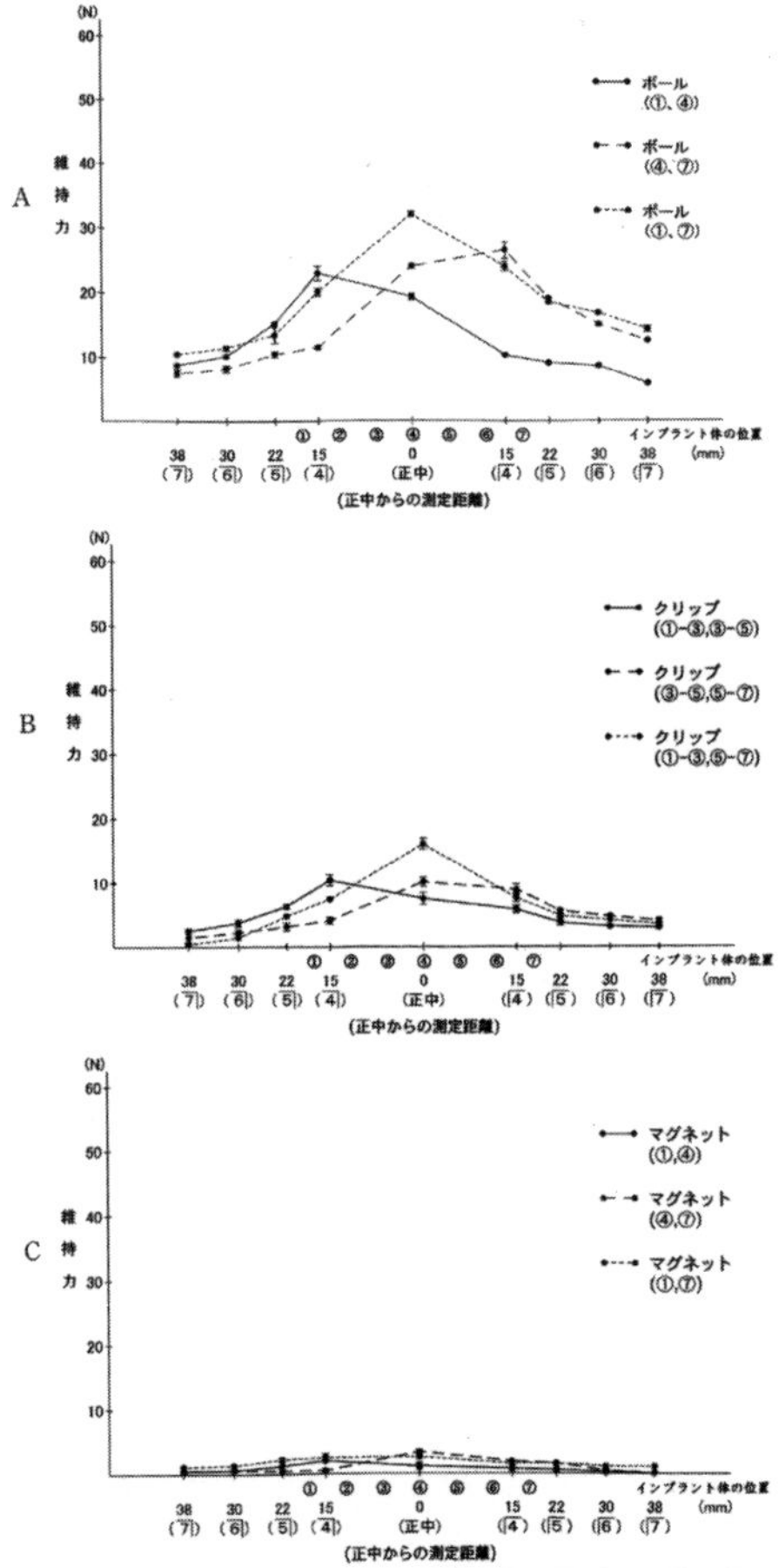

（平均値±標準偏差値, n＝10）

A：ボール2個　B：クリップ2個　C：マグネット2個

（日本口腔インプラント学会誌　第19巻第4号「インプラントオーバーデンチャーの維持力についての実験的研究」425ページ、図5より転載）

図35-3　下あごインプラント・オーバーデンチャーの維持力
（アタッチメント1個）

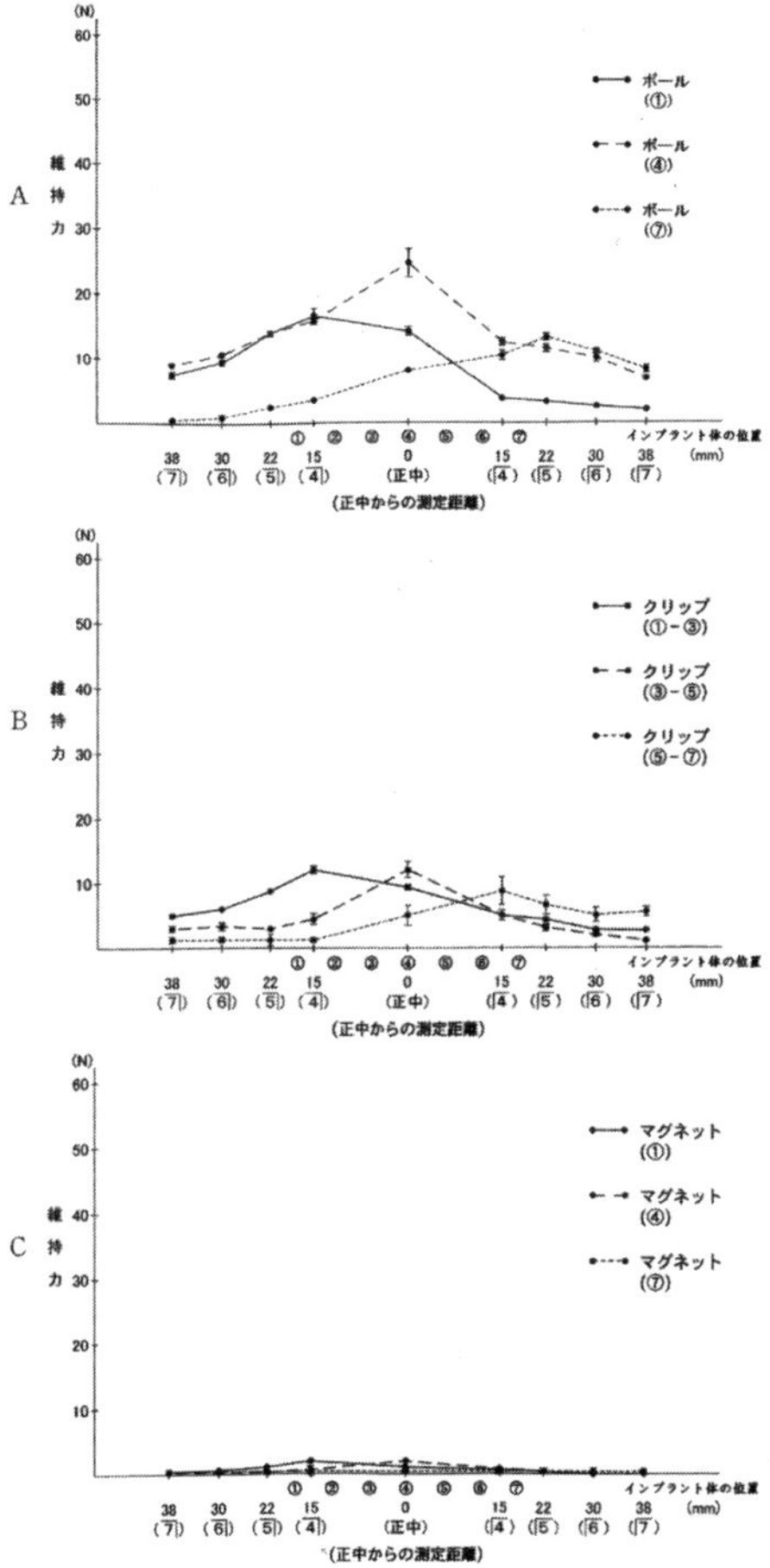

（平均値±標準偏差値，n＝10）
A：ボール1個，B：クリップ1個，C：マグネット1個
（日本口腔インプラント学会誌　第19巻第4号「インプラントオーバーデンチャーの維持力についての実験的研究」427ページ、図6より転載）

N。この数値は2個取り付けた場合と、3個取り付けた場合とでは、差がなく、ボールはアタッチメント1個でも下あごオーバーデンチャーを十分に維持できることがわかりました。

□バーの場合はクリップの長さにより維持力低下をおさえられる

着脱回数が増えるとともに、ボール、バー（クリップ）、ロケーターのいずれの場合もアタッチメントシステムの維持力は減少していきます。

一方、マグネットはほかのアタッチメントシステムに比べ維持力は弱いのですが、維持力の低下はありません。また、アタッチメントの高さが低いこと、装着が簡単であることから、広く使用されています。マグネットには、垂直方向の維持力は強いけれども、横方向の維持力は弱いという特徴もあります。注意点として覚えておいていただきたいのは、MRI検査を受ける際にマグネットアタッチメントは必ずはずすということです。ほかのアタッチメントは、MRI撮影時にはずす必要はありません。

私たちが行った実験で、バー（クリップ）アタッチメントシステムの繰り返し着脱でどのくらい維持力が低下するか調べた報告があるので紹介します。図36がその結果です。グラフの縦軸はクリップの維持力、横軸は着脱回数です。着脱1回目のとき、クリップの長さが2㎜、3㎜、4㎜、5㎜の場合、その維持力はそれぞれ8・6N、13・2N、17・8N、20・3Nで、クリップの長さに比例していました。しかし、着脱1万回目になると、クリップの長さに関わらず、維持力は約45・9%に低下することがわかりました。

また、グラフを見ると、長さ2㎜のクリップは着脱約900回目、一方、長さ3㎜、4㎜、5㎜のクリップは約400回目でガクッと下がっており、これらの着脱回数近くでクリップのバネ作用が弱くなり、以後は急激に維持力が低下していきます。それでも、長さ3㎜以上のクリップなら、着脱1万回でも維持力は6・8N以上に保たれます。

国内の報告で、バー（クリップ）アタッチメントシステムは4・9N以上の維持力が必要であるとされていることを考慮し、私たちはクリップの長さは3㎜以上にすべきだとの結論に達しました。

図36　着脱回数（回）に対するクリップの維持力（N）

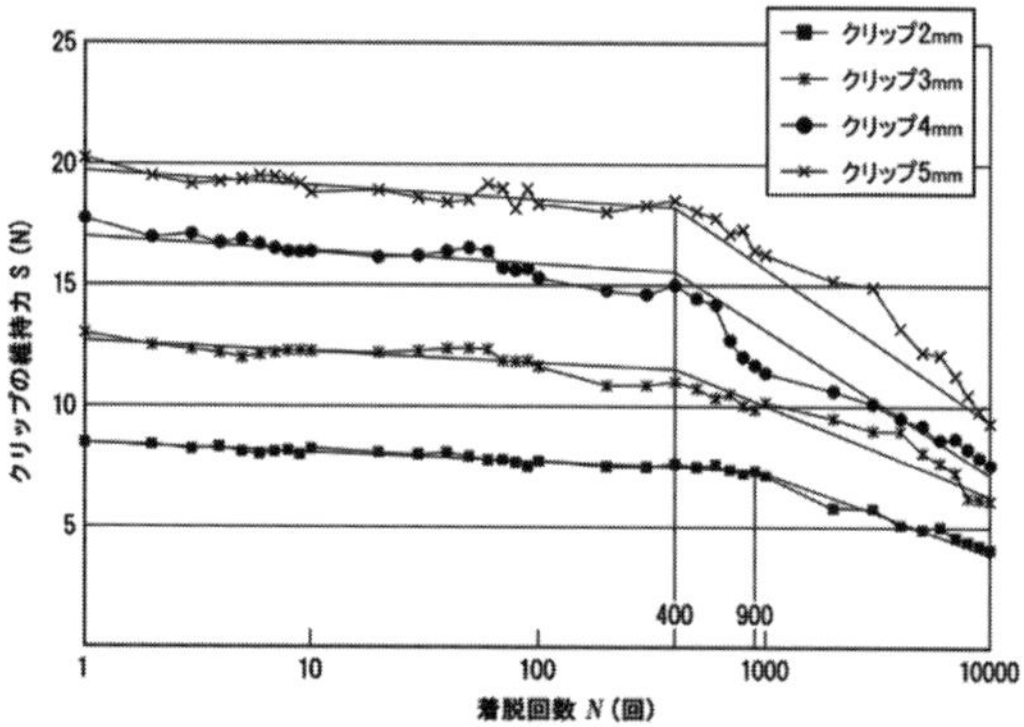

着脱回数Nに対するクリップの維持力S(N) およびS-N線図

（日本口腔インプラント学会誌　第18巻第２号「バーアタッチメントのくり返し着脱による維持力減衰について」288ページ、図４より転載）

□オーバーデンチャーの設計は患者さん個々に合わせて考えることが大切

実際にインプラント・オーバーデンチャーをつくるとき、アタッチメントが1個または2個の場合はオーバーデンチャー床自体の維持力も考慮します。つまり、ある程度床の縁を大きめにして、そこでも支えられるようにします。しかし、アタッチメントを3個または4個にすると維持力は強くなるので、オーバーデンチャーの床縁を大きくしなくても問題ありません。

インプラント・オーバーデンチャ

ーを粘膜負担にするか、インプラント負担にするかによって、オーバーデンチャーの設計は変わります。

では、維持力は強ければ強いほどよいのかというと、それは違います。手の力が弱い高齢の患者さんなどの場合は、自分で着脱ができるくらいに維持力を調整する必要があります。着脱しやすいアタッチメントシステムにしたり、取り付けるアタッチメントの数を少なくしたりなどして対応します。着脱の練習を丁寧に行うことも大切です。

さらに、アタッチメントシステムの種類や、取り付けるアタッチメントの数は慎重に検討しなければなりません。例えば、ボールアタッチメントには、ゴム（Oリング）で維持するタイプと、金属のバネ機構で維持するタイプがあります（99ページ参照）。維持力の強い金属のバネ機構タイプがボールアタッチメントシステムの第一選択になっていますが、高齢の患者さんでは着脱が難しいこともあります。ゴム（Oリング）タイプにすれば着脱はスムーズになりますが、維持力はやや弱く、ゴムは磨耗しやすいため、オーバーデンチャーが不意にはずれるというトラブルがまれに起こります。

図37　着脱回数（回）に対する、ボール、クリップ、Oリングアタッチメントを装着した下顎インプラント・オーバーデンチャーの第一大臼歯の維持力（N）

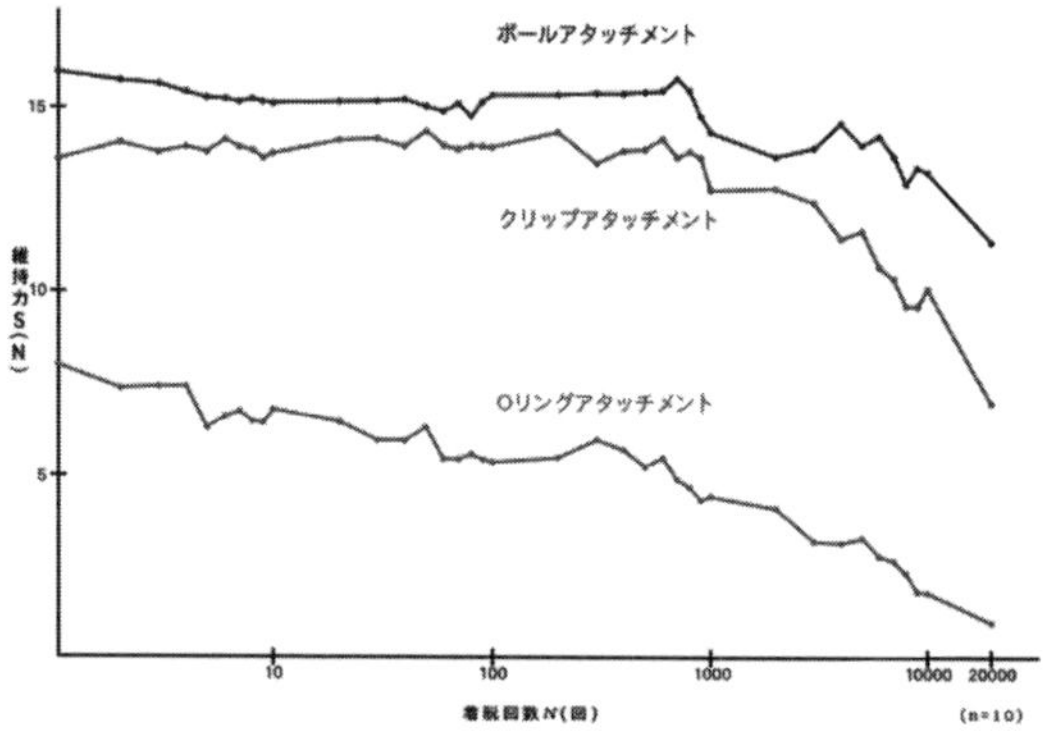

ゴム（Oリング）タイプは、使っているうちに維持力が低下しやすいことは、私たちの実験でも確認されました。下顎無歯顎プラスチック模型の左右犬歯相当部位に支台のインプラントを2本埋入したインプラント・オーバーデンチャーを作製し、実験しました（**図37**）。手で着脱を繰り返し、そのときの第一大臼歯部位の維持力を測定しました。金属のバネ機構タイプは着脱1回目の維持力が16・0N、2万回目が11・25Nでしたが、ゴム（Oリング）タイプは1回目から7・9Nと弱く、2万回目では0・81Nまで低下しました。バー（クリップ）の場合は、1回

目が13・5N、2万回目が6・85Nでした。

ゴム（Oリング）タイプを使用している方の場合はとくに、メンテナンス時に食事がきちんとできるかどうかをたずねて確認し、かみ心地が悪いというときは、咬合調整、床粘膜面調整、床辺縁封鎖延長、Oリングの交換など、適切に対処する必要があります。

維持力に強く影響するインプラントの数や、アタッチメントシステムの種類、アタッチメントの数をどうするかは、治療前に患者さんとよく話し合って決めます。インプラント・オーバーデンチャーにして10年、20年たつと、患者さんの生活背景や手の力などが変化しますが、メンテナンスに通うことによって変化に応じた調整をタイミングよく行うことが可能になります。

おわりに

大学院生時代にインプラント治療を志し、あっという間に45年が過ぎました。手術を伴うインプラント治療は観血的治療と呼ばれ、当時はごく一部の医療機関で行われているだけでしたが、いまや、インプラント治療なくして口腔治療を語ることはできない時代になりました。

インプラント治療は一般化し、メンテナンスの時代に入ったと私は感じています。国もインプラント治療の科学的根拠を集めて学問として認め、一部の症例は保険診療で行えるようになりました。

インプラントは、第三の歯として臨床応用されるところまで来ているといっていいでしょう。

本書で解説した下あごのインプラント・オーバーデンチャーは、総入れ歯が合わずに食事など日常生活で困っている患者さんの生活の質を向上させる治療です。食べる、話すという機能の回復に加え、下あごに歯を入れることで顔立ちが整うという効果も得られるようになり、患者さんの満足度も向上しています。このことは、歯科医療において非常に重要なことです。

ならば上あごも同じようにできるのではないかと思われるかもしれませんが、上あごに関しては、インプラント・オーバーデンチャーによる治療は難しいといわざるを得ません。なぜなら、上顎骨は下顎骨と違って骨質がやわらかく、少ない数のインプラントで支えることはできないからです。

上あごの場合は、インプラントを5本または6本埋め込み、連結固定する必要があるため、その分、体に負担がかかります。上あごのインプラント・オーバーデンチャーは、患者さんの上顎骨の状態をよく見極めて行う必要があります。

上あごのインプラント・オーバーデンチャーで患者さんが求めるのは、総入れ歯の口蓋部分の床をなくすことだと思いますが、症例によってはそれも可能です。また、部分入れ歯（局部義歯）をインプラント・オーバーデンチャーにすることもできます。検討する場合は、インプラント・オーバーデンチャーの治療を数多く行っている歯科医院に相談していただくのがよいでしょう。

いずれにしても、インプラント・オーバーデンチャーにしたあとは、毎日の口腔清掃と3カ月に1回のメンテナンスが大切です。こまめに専門職の清掃（プロフェッショナルケア）を受け、調整や修復をすれば、インプラント・オーバーデンチャーは長持ちします。

インプラントは棒状で骨と直接接触しているため、いったん癒合すれば動きません。しかし、インプラント周囲炎が発症してインプラント周囲の骨が吸収されると、インプラントがぐらつくようになります。腫れや膿などの自覚症状が出たときには、すでにインプラントを撤去しなければならないことがほとんどです。

口腔内の清潔を保ち、粘膜のみの炎症であるインプラント周囲粘膜炎を早期発見して早期治療をすることが、インプラント周囲炎の予防策であり、メンテナンスの大きな役割です。適切なケアとメンテナンスにより、インプラント・オーバーデンチャーの寿命は飛躍的にのびる――それが長年この治療に取り組んできた私の実感です。

皆様のご健康とお幸せをお祈りして、本書の結びといたします。

２０１８年12月

歯学博士　山根　進

参考文献

『口腔インプラント治療指針2016』日本口腔インプラント学会編（医歯薬出版）

『よくわかる口腔インプラント学 第3版』赤川安正・他編（医歯薬出版）

『歯周病患者におけるインプラント治療の指針』日本歯周病学会編（医歯薬出版）

『インプラントオーバーデンチャーの臨床とエビデンス Q&A』前田芳信・他著（クインテッセンス出版）

『Osseointegration and peri-implantitis』Tomas Albrektsson（日本口腔インプラント学会誌2018年31巻special issue）

『表面麻酔薬滞留床による疼痛緩和』松田瑛里・他（日本口腔インプラント学会誌2012年26巻）

『各種アタッチメントにおける維持力の減衰に関する実験的研究』長澤亨・他（広島大学歯学雑誌1978年10巻）

『有床義歯の維持力について（第1報）』関根弘・他（日本補綴歯科学会雑誌1964年8巻）

『インプラントオーバーデンチャーにおける第一大臼歯部位の繰り返し着脱による維持力減衰について』山根進・他（日本口腔インプラント学会誌2007年20巻）

『インプラントオーバーデンチャーの維持力についての実験的研究』山根進・他（日本口腔インプラント学会誌2006年19巻）

『アタッチメントのくり返し着脱による維持力減衰について』山根進・他（日本口腔インプラント学会誌2005年18巻）

『インプラント支台を伴ったオーバーデンチャーの衛生状態』山根進・他（日本口腔インプラント学会誌2004年17巻）

『公益社団法人日本口腔インプラント学会』Webサイト

『歯とお口のことなら何でもわかる テーマパーク8020 - 日本歯科医師会』Webサイト

「下《した》の総入《そうい》れ歯《ば》がはずれて困《こま》る、
痛《いた》くてかめない」の悩《なや》みが解消《かいしょう》！

2019年2月18日　初版第1刷

著　者　山根《やまね》　進《すすむ》
発行者　坂本桂一
発行所　現代書林
〒162-0053　東京都新宿区原町3-61　桂ビル
TEL／代表　03(3205)8384
振替00140-7-42905
http://www.gendaishorin.co.jp/
デザイン　北路社
イラスト　千京みこ
編集協力　オフィスふたつぎ

印刷・製本　㈱シナノパブリッシングプレス

乱丁・落丁はお取り替えいたします。
定価はカバーに表示してあります。

ISBN978-4-7745-1759-9　C0047